常见病饮食调养

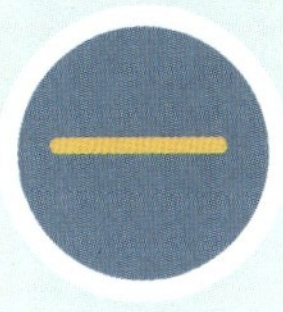

主　编　莫蓓蓉　王　莉

副主编　房　敏　邹艳辉　杜虹蓉

電子工業出版社

Publishing House of Electronics Industry

北京 · BEIJING

图书在版编目（CIP）数据

常见病饮食调养一本通 / 莫蓓蓉，王莉主编. —北京：电子工业出版社，2021.4

ISBN 978-7-121-40736-9

Ⅰ. ①常… Ⅱ. ①莫… ②王… Ⅲ. ①常见病－食物疗法 Ⅳ. ①R247.1

中国版本图书馆CIP数据核字(2021)第042363号

责任编辑：崔宝莹
印　　刷：北京市大天乐投资管理有限公司
装　　订：北京市大天乐投资管理有限公司
出版发行：电子工业出版社
　　　　　北京市海淀区万寿路173信箱　　邮编：100036
开　　本：720×1000　1/16　　印张：17　　字数：206千字
版　　次：2021年4月第1版
印　　次：2021年4月第1次印刷
定　　价：78.00元

凡所购买电子工业出版社图书有缺损问题，请向购买书店调换。若书店售缺，请与本社发行部联系，联系及邮购电话：（010）88254888，88258888。

质量投诉请发邮件至zlts@phei.com.cn，盗版侵权举报请发邮件到dbqq@phei.com.cn。

本书咨询联系方式：QQ 250115680。

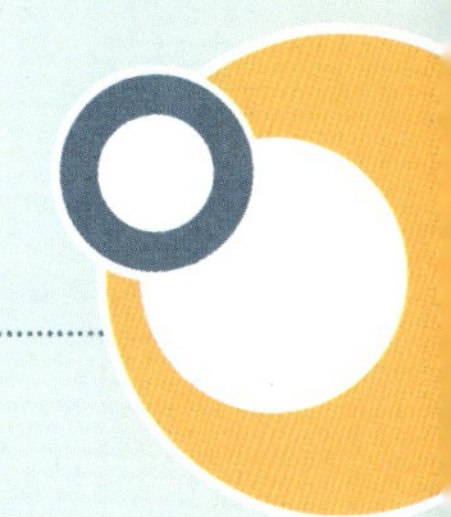

编者名单

主　编　莫蓓蓉　王　莉

副主编　房　敏　邹艳辉　杜虹蓉

编　者　（按姓氏笔画排序）

王　莉（华中科技大学协和深圳医院）
王　涛（华中科技大学协和深圳医院）
邓桂芳（华中科技大学协和深圳医院）
刘　萍（华中科技大学协和深圳医院）
刘贤亮（华中科技大学协和深圳医院）
刘要伟（华中科技大学协和深圳医院）
杜虹蓉（华中科技大学协和深圳医院）
杜思旋（华中科技大学协和深圳医院）
邱　莹（华中科技大学协和深圳医院）
何桂兰（华中科技大学协和深圳医院）
邹艳辉（华中科技大学协和深圳医院）
张亚兰（华中科技大学协和深圳医院）
房　敏（华中科技大学协和深圳医院）
赵倩倩（华中科技大学协和深圳医院）
钟晓琴（华中科技大学协和深圳医院）
莫蓓蓉（华中科技大学协和深圳医院）
夏平圆（华中科技大学协和深圳医院）
柴江晨（华中科技大学协和深圳医院）
黄柳凤（华中科技大学协和深圳医院）

前言

Foreword

人体的健康需要饮食来维持，饮食是供给人体营养、维持生命活动的源泉，是人类赖以生存的物质基础。饮食疗法在我国历史悠久，早前已有“医食同源、以食养生、以食治病”的防病保健之实践。饮食与营养和健康有非常重要的关系，每一种食物都有其营养特征。合理的饮食与营养可以保证机体正常生长发育，维持各种生理功能，促进组织修复，提高机体免疫力，有利于疾病恢复。不良的饮食与营养可能导致人体各种营养物质失衡，增加疾病的发生风险。

随着人们物质生活水平的提高，人们的膳食结构和饮食习惯也在不断变化，不合理的饮食导致的疾病发病率也在不断升高，并且人们对饮食的需求也从满足人体第一生理需要发展到追求高层次的精神享受。

华中科技大学协和深圳医院（深圳市南山区人民医院）护理团队是一个积极向上、充满活力的团队。在护理学科带头人的组织下，本书全体编写成员秉着“为患者健康服务”的理念，结合当下人们对疾病饮食治疗的需求现状，通过不断思考、讨论、查阅文献等方式编写了这本《常见病饮食调养一本通》，旨在帮助相关疾病患者建立合理健康的饮食结构，减少疾病的发生风险。

本书包含两部分，第一部分为医院饮食调养，将饮食进行分类，以适应不同病情的需要；第二部分对糖尿病、高血压、慢性胃炎等临床常见病进行详细介绍，提出各种疾病的饮食原则及饮食注意事项，并以案例的形式进行简单说明，体现饮食疗法对疾病治疗、发展、预后等的重要性。

书中内容系统全面，语言通俗易懂，辅以生动形象的图画、图表阐述，简单明了，适合各类疾病的患者及其家属阅读，科学性、实用性、可操作性强。

本书的顺利完成得益于全体编者付出的辛勤劳动和心血，在此特向他们表示诚挚的感谢！

由于时间仓促，编者的学识和能力水平有限，书中难免存在不妥之处，恳请各位专家和同行不吝赐教，以便日后修改完善。

莫蓓蓉　王　莉

2021年1月

目　录

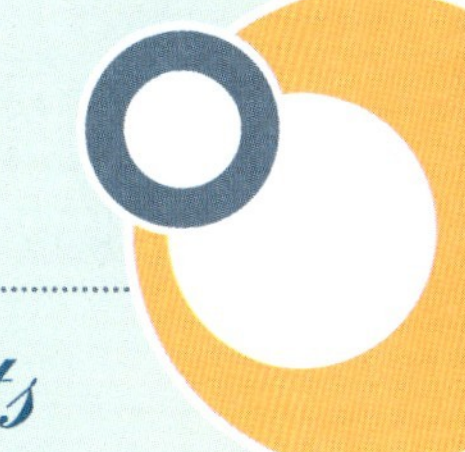

Contents

第一部分　医院饮食调养

概　述 …… 3

基本饮食 …… 4

治疗饮食 …… 6

低嘌呤饮食 …… 7

低磷饮食 …… 9

高蛋白饮食 …… 11

低蛋白饮食 …… 13

优质低蛋白饮食 …… 15

高钾饮食 …… 18

低钾饮食 …… 20

限钠（盐）饮食 …… 22

低脂饮食 …… 25

少渣饮食 …… 28

糖尿病饮食 …… 30

试验饮食…………………………………………………… 37
特殊饮食…………………………………………………… 39
肠内营养…………………………………………………… 40
肠外营养…………………………………………………… 44

第二部分　常见病饮食调养

概　述…………………………………………………… 53
糖尿病患者饮食调养……………………………………… 54
关于糖尿病您知道多少…………………………………… 55
怎样通过正确饮食来治疗糖尿病………………………… 61
来看看他们的三餐是怎么吃的，您认为他们吃得对不对
…………………………………………………… 65
高脂血症患者饮食调养…………………………………… 67
关于高脂血症您知道多少………………………………… 68
怎样通过正确饮食来治疗高脂血症……………………… 72
来看看他们的三餐是怎么吃的，您认为他们吃得对不对
…………………………………………………… 74
痛风、高尿酸血症患者饮食调养………………………… 76
关于痛风、高尿酸血症您知道多少……………………… 77
怎样通过正确饮食来治疗痛风和高尿酸血症…………… 81
来看看他们的三餐是怎么吃的，您认为他们吃得对不对
…………………………………………………… 86
甲状腺功能亢进患者饮食调养…………………………… 88
关于甲亢您知道多少……………………………………… 89

怎样通过正确饮食来治疗甲亢……………………………… 91
来看看他们的三餐是怎么吃的，您认为他们吃得对不对
……………………………………………………………… 94
消化性溃疡患者饮食调养…………………………………… 96
关于消化性溃疡您知道多少……………………………… 97
怎样通过正确饮食来治疗消化性溃疡……………………101
来看看他们的三餐是怎么吃的，您认为他们吃得对不对
………………………………………………………………104
胆囊结石患者饮食调养………………………………………106
关于胆囊结石您知道多少…………………………………107
怎样通过正确饮食来治疗胆囊结石………………………111
来看看他们的三餐是怎么吃的，您认为他们吃得对不对
………………………………………………………………113
慢性胃炎患者饮食调养………………………………………115
关于慢性胃炎您知道多少…………………………………116
怎样通过正确饮食来治疗慢性胃炎………………………118
来看看他们的三餐是怎么吃的，您认为他们吃得对不对
………………………………………………………………120
胰腺炎患者饮食调养…………………………………………122
关于胰腺炎您知道多少……………………………………123
怎样通过正确饮食来治疗胰腺炎…………………………126
来看看他们的三餐是怎么吃的，您认为他们吃得对不对
………………………………………………………………128
慢性肝炎患者饮食调养………………………………………130
关于慢性肝炎您知道多少…………………………………131

怎样通过正确饮食来治疗慢性肝炎…………………………134
来看看他们的三餐是怎么吃的，您认为他们吃得对不对
………………………………………………………………137
肝硬化患者饮食调养………………………………………139
关于肝硬化您知道多少……………………………………140
怎样通过正确饮食来治疗肝硬化…………………………142
来看看他们的三餐是怎么吃的，您认为他们吃得对不对
………………………………………………………………145
高血压患者饮食调养………………………………………147
关于高血压您知道多少……………………………………148
怎样通过正确饮食来治疗高血压…………………………150
来看看他们的三餐是怎么吃的，您认为他们吃得对不对
………………………………………………………………154
冠心病患者饮食调养………………………………………156
关于冠心病您知道多少……………………………………157
怎样通过正确饮食来治疗冠心病…………………………159
来看看他们的三餐是怎么吃的，您认为他们吃得对不对
………………………………………………………………163
脑血管疾病患者饮食调养…………………………………165
关于脑血管疾病您知道多少………………………………166
怎样通过正确饮食来治疗脑血管疾病……………………168
来看看他们的三餐是怎么吃的，您认为他们吃得对不对
………………………………………………………………170
肺炎患者饮食调养…………………………………………172
关于肺炎您知道多少………………………………………173

怎样通过正确饮食来治疗肺炎……………………………… 175
来看看他们的三餐是怎么吃的，您认为他们吃得对不对
…………………………………………………………………… 181
支气管哮喘患者饮食调养…………………………………… 182
关于支气管哮喘您知道多少………………………………… 183
怎样通过正确饮食来治疗支气管哮喘……………………… 185
来看看他们的三餐是怎么吃的，您认为他们吃得对不对
…………………………………………………………………… 188
慢性阻塞性肺疾病患者饮食调养…………………………… 189
关于慢性阻塞性肺疾病您知道多少………………………… 190
怎样通过正确饮食来治疗慢性阻塞性肺疾病……………… 193
来看看他们的三餐是怎么吃的，您认为他们吃得对不对
…………………………………………………………………… 195
肾病综合征患者饮食调养…………………………………… 196
关于肾病综合征您知道多少………………………………… 197
怎样通过正确饮食来治疗肾病综合征……………………… 199
来看看他们的三餐是怎么吃的，您认为他们吃得对不对
…………………………………………………………………… 201
慢性肾脏病患者（未透析）饮食调养……………………… 202
关于慢性肾脏病您知道多少………………………………… 203
怎样通过正确饮食来治疗慢性肾脏病……………………… 205
来看看他们的三餐是怎么吃的，您认为他们吃得对不对
…………………………………………………………………… 212
慢性肾脏病患者（透析）饮食调养………………………… 214
关于透析您知道多少………………………………………… 215

如何做到科学饮食……………………………………………… 217
来看看他们的三餐是怎么吃的，您认为他们吃得对不对
…………………………………………………………………… 221
贫血患者饮食调养…………………………………………………… 223
关于贫血您知道多少……………………………………………… 224
怎样通过正确饮食来治疗贫血…………………………………… 227
来看看他们的三餐是怎么吃的，您认为他们吃得对不对
…………………………………………………………………… 231
白血病患者饮食调养………………………………………………… 233
关于白血病您知道多少…………………………………………… 234
怎样通过正确饮食来配合白血病治疗…………………………… 236
来看看他们的三餐是怎么吃的，您认为他们吃得对不对
…………………………………………………………………… 240
恶性肿瘤患者饮食调养……………………………………………… 242
关于恶性肿瘤您知道多少………………………………………… 243
恶性肿瘤患者如何合理饮食……………………………………… 245
恶性肿瘤患者化疗期间的饮食注意事项………………………… 248
运动………………………………………………………………… 250
11 个癌症危险信号 ……………………………………………… 250
来看看他们的三餐是怎么吃的，您认为他们吃得对不对
…………………………………………………………………… 252
鼻饲患者饮食调养…………………………………………………… 254
关于鼻饲饮食您知道多少………………………………………… 255
怎样正确给予鼻饲饮食…………………………………………… 256
来看看他们是怎么吃的？您认为他们吃得对不对……………… 259

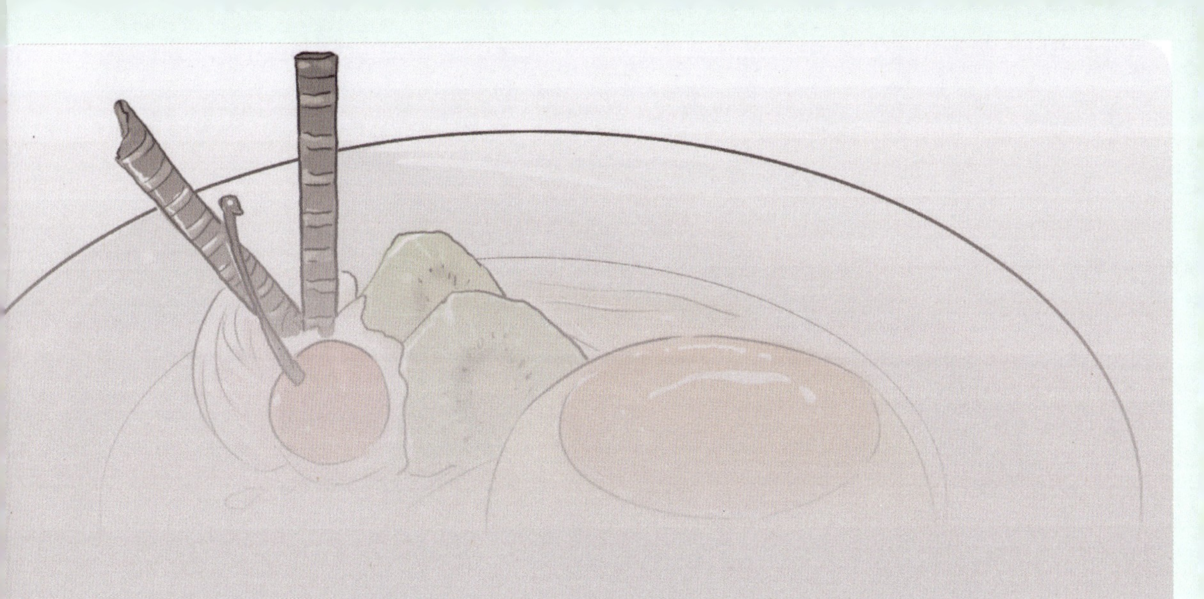

第一部分　医院饮食调养

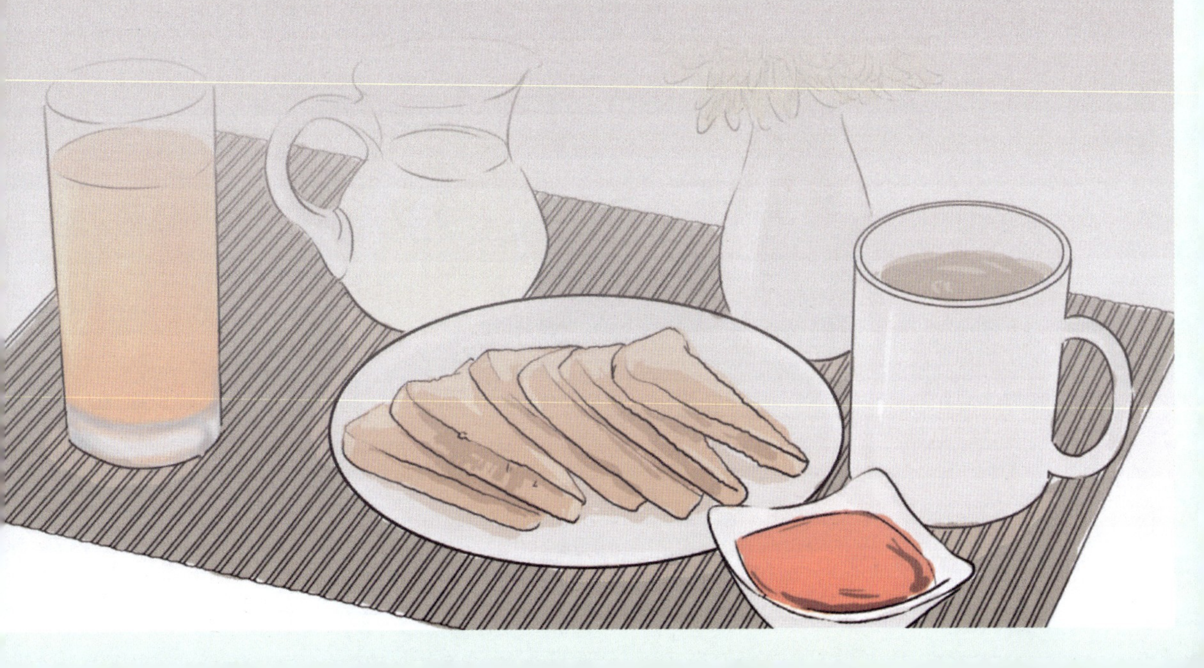

概　述

饮食是人类的基本需求，营养是人体吸收和利用食物或营养物质的过程，包括摄取、消化、吸收和体内利用等。饮食与营养是维持机体正常的生理功能及生长发育、新陈代谢等生命活动的基本条件。机体患病时，通过合理的饮食调配和适宜的供给途径可以满足病理情况下机体对营养的需求，从而达到治疗或辅助治疗的目的，促进患者早日康复。特别是在现代治疗方法中，营养治疗被认为是一种特殊的治疗形式，成为控制某些疾病发展和治疗某些疾病的主要手段之一。因此医护人员必须具备一定的饮食和营养方面的知识，并在饮食护理中做到：正确评估患者的营养状况和需要，指导患者合理饮食，采取有效技术满足患者的饮食和营养需要。

医院饮食分为基本饮食、治疗饮食及试验饮食，分别适用于不同的病情。医护人员可根据患者的不同情况采用不同的饮食方案，包括胃肠道内营养（肠内营养）和胃肠道外营养（肠外营养/静脉营养）。

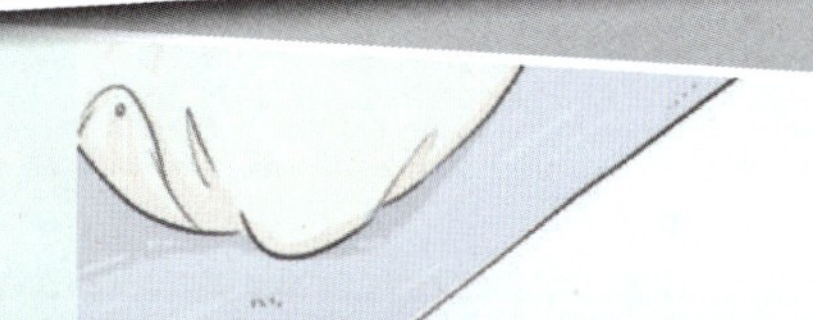

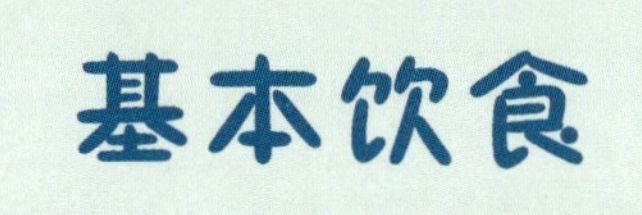

基本饮食

基本饮食适用于一般患者的饮食需要，指对营养素的种类、摄入量未做调整的平衡饮食，包括普通饮食、软质饮食、半流质饮食、流质饮食 4 种，是其他饮食形式的基础。

类别	适用范围	饮食原则	用法	可选食物
普通饮食	消化功能正常，无饮食限制，体温正常，病情较轻或恢复期的患者	营养均衡、美观可口、易消化、无刺激性的一般食物，与健康人的饮食相似	每天3餐，每天摄入总热量2200~2600千卡，蛋白质70~ 90克	一般食物都可选择
软质饮食	消化吸收功能差、咀嚼不便者，低热、消化道术后恢复期患者	营养均衡，易消化、易咀嚼食物，食物碎、烂、软，少油炸、少油腻、少粗纤维，避免强烈刺激性调料	每天3~4餐，每天摄入总热量2200~2400千卡，蛋白质60~80克	软饭，面条，切碎煮熟的菜、肉等
半流质饮食	有口腔疾病、消化道疾病，发热、体弱、手术后患者	食物呈半流质，无刺激性，易咀嚼、吞咽和消化，纤维少，营养丰富，少量多餐，胃肠功能紊乱者禁用含纤维素或易引起胀气的食物，痢疾患者禁用牛奶、豆浆及过甜食物	每天5餐，每天主食≤300克，每天摄入总热量约1800千卡，蛋白质50~70克	肉泥、肉末、粥、面条、羹等
流质饮食	有口腔疾病，各种大手术后，急性消化道疾病，高热，病情危重、全身衰竭患者	食物呈液体状，易吞咽、易消化，无刺激性；所含热量与营养素不足，只能短期使用；通常辅以肠胃营养剂以补充热量和营养	每天6~7餐，每餐液体量为200~250毫升。每天摄入总热量约1600千卡，蛋白质40~50克	奶类、豆浆、米汤、稀藕粉、菜汁、果汁等

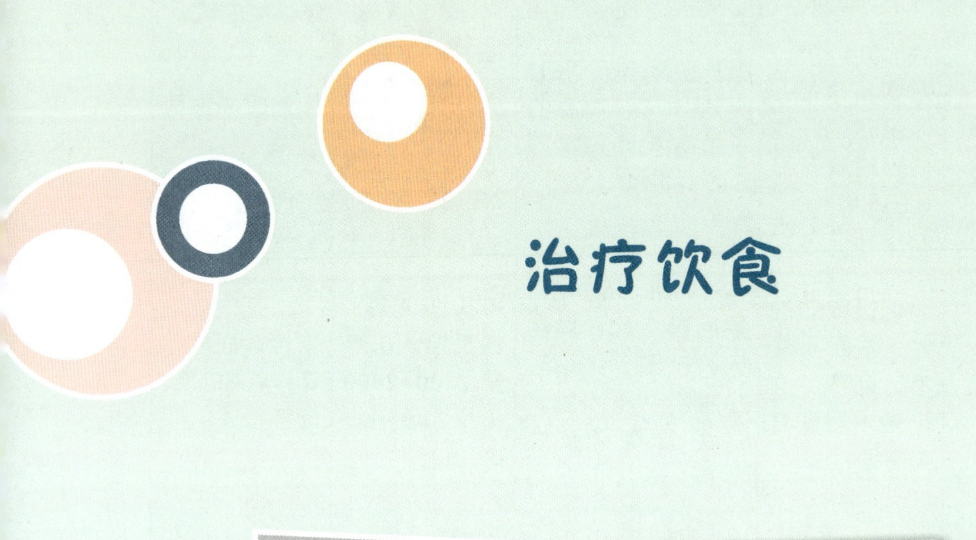

治疗饮食

治疗饮食是指在基本饮食的基础上，适当调整热量和营养素，以达到治疗或辅助治疗的目的，从而促进患者康复。

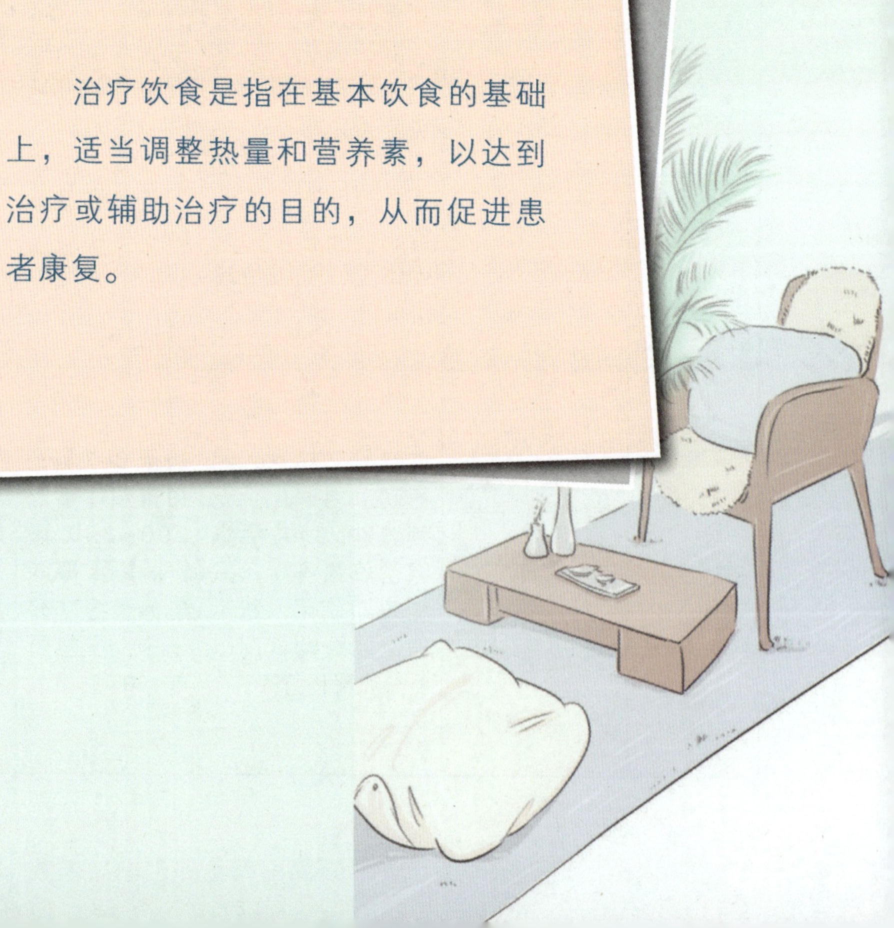

低嘌呤饮食

低嘌呤饮食是指限制饮食中的嘌呤含量。嘌呤在体内参与遗传物质——核酸的代谢，有重要的生理功能，其在体内代谢的最终产物是尿酸。如果嘌呤代谢紊乱，血清中尿酸水平升高，或尿酸经肾脏排出量减少，可引起高尿酸血症，严重时可导致痛风。

1. 适用对象

痛风患者及无症状高尿酸血症患者。

2. 饮食原则

限制外源性嘌呤的摄入，增加尿酸的排泄。

（1）限制嘌呤摄入量：选用嘌呤含量低于 150mg/100g 的食物。

（2）限制总热量摄入量：每日摄入总热量应较正常人减少 10% ~20%。

（3）适当限制蛋白质摄入量：每日蛋白质的摄入量为50~70克，主要选用含嘌呤较少的谷类、蔬菜类，选用蛋白质含量较少的奶类、鸡蛋、动物血、海参等动物蛋白。

（4）适当限制脂肪摄入量：痛风患者多伴有高脂血症和肥胖症，且体内脂肪堆积可减少尿酸排泄，故应适当限制脂肪摄入量。脂肪应占总能量的20%~25%，每日40~50克。

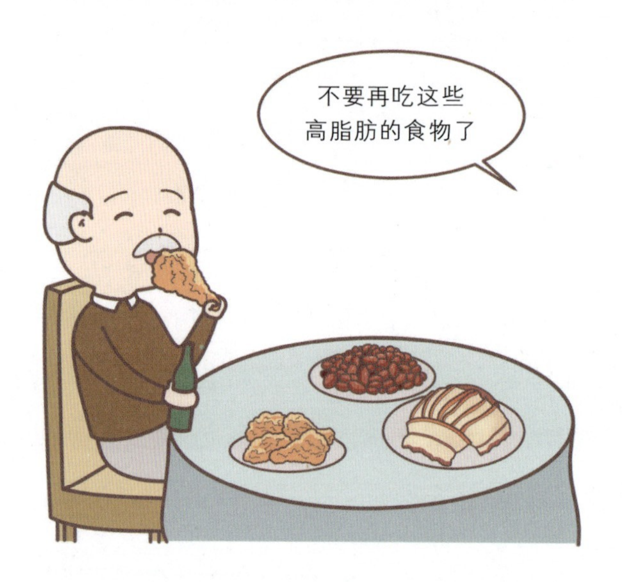

（5）合理供给碳水化合物：碳水化合物也称为糖类，可增加尿酸的排出量。每日碳水化合物摄入量可占总热量的55%~65%。但果糖可增加尿酸生成，应减少含果糖食物的摄入，如蜂蜜等。

（6）多吃新鲜蔬菜、水果：尿酸及尿酸盐在碱性环境中易被中和、溶解，因此应多吃新鲜蔬菜、水果等碱性食物。

3. 注意事项

嘌呤广泛存在于各类食物中，但含量高低不等，需结合病情确定限制程度，以免出现蛋白质摄入不足的情况。

4. 食物的选择

✅ 宜用食物

严格限制嘌呤者宜用低嘌呤食物，中等限制嘌呤者宜用中等量嘌呤食物。

❌ 忌用食物

痛风患者和高尿酸血症患者忌用高嘌呤食物。

低磷饮食

低磷饮食是指每日磷摄入量不超过 1000 毫克。正常水平的磷对维持人体生理功能有重要作用，如构成骨骼和牙齿、组成生命的重要物质、参与能量代谢、参与酸碱平衡的调节等。体内磷过高会导致正常的钙磷代谢发生紊乱，引起继发性甲状旁腺功能亢进，导致血管钙化，出现肾性骨病，增加死亡的风险。

1. 适用对象

低磷饮食主要适用于高磷血症患者，肾小球滤过率较低患者，血磷升高的患者，透析患者等。

2. 饮食原则

控制蛋白质的摄入有助于减轻高磷血症，因为磷的摄入量与饮食中蛋白质的含量密切相关。

一些减少摄入高磷食物的方法

（1）烹饪降磷：水煮肉法（将肉汤倒掉，只吃肉）。

（2）隔日弃蛋黄，换成两个蛋白。

（3）慎用营养品或不明中成药。

（4）避免摄入含食品添加剂和防腐剂的加工食品、饮料等。

（5）尿毒症患者限磷除了选用低磷食物以外，还可选用磷结合剂口服，可有效降磷。

3. 注意事项

在人们日常吃的食物中，磷的种类分为两大类，分别是有机磷和无机磷。

（1）有机磷：40%~60% 的磷可被吸收。

动物蛋白：如肉类、蛋类及奶制品。

植物蛋白：如豆类。尽管某些植物蛋白（如豆类）含磷量很高，但每克植物蛋白在肠道的实际吸收效率低于动物蛋白（通常低于 50%）。

（2）无机磷：90%~100% 的磷可被吸收。

食品添加剂：铵磷脂、淀粉磷酸酯钠、焦磷酸二氢二钠等。

高磷调味品：辣椒粉、咖喱粉、芝麻酱等。

高磷添加剂加工食品：香肠、火腿、汉堡等快餐食品。

高磷饮料：咖啡、奶茶、碳酸饮料、啤酒等。

4. 食物的选择

宜用食物

低磷食物或中磷食物。

忌用食物

高磷食物。

高蛋白饮食

高蛋白饮食是指日常饮食中摄入的蛋白质较多。因疾病（感染、创伤或其他原因）导致机体蛋白质消耗增加，或机体处于康复期需要更多的蛋白质用于组织的再生、修复时，需在原有饮食的基础上额外增加蛋白质的供给量。为了使蛋白质更好地被机体利用，通常需要同时适当增加能量的摄入，以防止蛋白质的分解供能。

1. 适用对象

明显消瘦、营养不良、烧伤、手术前后患者，慢性消耗性疾病如结核病、恶性肿瘤、贫血、溃疡性结肠炎、尿毒症等患者，或其他消化系统炎症恢复期患者。此外，孕妇、哺乳期女性和生长发育期儿童也需要高蛋白饮食。

2. 饮食原则

（1）总热量：每日总热量 2500 ～ 3000 千卡。

（2）蛋白质：每日供给量每千克体重 1.5 ～ 2.0 克。

（3）碳水化合物和脂肪：适当增加碳水化合物，以保证蛋白质的充分利用，每日 400 ～ 500 克为宜。脂肪适量，以防血脂升高，一般每日摄入脂肪 60 ～ 80 克。

（4）矿物质：高蛋白饮食会增加尿钙排出，长期高蛋白饮食，易出现负钙平衡。故饮食中应增加钙的供给量，如选用富含钙的奶类和豆类食品。

（5）维生素：长期的高蛋白饮食，维生素 A 的需求量也随之增多，且营养不良者一般肝脏中维生素 A 贮存量下降，同时应及时补充与能量代谢关系密切的 B 族维生素，贫血患者还应注意补充富含维生素 C、维生素 K、维生素 B_{12}、叶酸、铁、铜等的食物。

（6）控制各类营养物质的摄入量：应循序渐进，并根据病情及时调整，不可一次性大量补充而造成胃肠功能紊乱。

3. 注意事项

肝性脑病或肝性脑病前期、急 / 慢性肾功能不全、急性肾炎患者不宜采用高蛋白饮食。

4. 食物的选择

（1）动物性高蛋白饮食：奶类及奶制品；畜肉，包括猪、羊、牛肉，主要指瘦肉；禽肉，包括鸡、鸭、鹅肉；蛋类；鱼类、虾类以及泥鳅、黄鳝等。

（2）植物性高蛋白饮食：大豆类，包括黑豆、黄豆、青豆等，其中黄豆的营养价值最高；干果类，包括芝麻、核桃、瓜子、松子等，但这类食物含油脂较高，不建议大量食用。

低蛋白饮食

蛋白质和氨基酸在肝脏分解产生的含氮代谢产物需经肾脏排出体外。肝、肾等代谢器官功能下降时，出现排泄障碍，代谢废物在体内堆积会损害机体，应限制饮食中蛋白质的含量，采取低蛋白饮食。

1. 适用对象

低蛋白饮食适用于急性肾炎、急/慢性肾功能不全、肝性脑病或肝性脑病前期患者。

2. 饮食原则

根据维持机体接近正常生理功能的需要为原则确定蛋白质的摄入量，减少含氮化合物在体内的积聚，其他营养素的供给应尽量满足机体的需要。

（1）蛋白质：每天蛋白质的摄入量一般不超过40克，应尽量选择富含优质蛋白的食物，如蛋类、奶类、瘦肉等。限制蛋白质的摄入量应根据病情随时调整。病情好转后需逐渐增加摄入量，否则不利于疾病康复，这对生长发育期的患儿尤为重要。

（2）能量：能量供给充足才能减少蛋白质的消耗，减少机体对蛋白质的分解。可用含蛋白质较低的食物作为主食，如小麦、马铃薯、芋头等代替部分主食以减少非优质蛋白的摄入。能量供给量根据病情确定。若进食量难以满足需要时，则要进行肠内或肠外营养补充。

（3）维生素和矿物质：供给充足的蔬菜和水果，以满足机体对矿物质和维生素的需要。另外，矿物质的供给应根据病种和病情进行调整，有水肿的患者，饮食除要限制蛋白质外，还应限制钠的摄入。

（4）合适的烹调方法：由于疾病对患者心理的影响，患者食欲普遍较差，故在烹调时应注意食物的色、香、味、形和食物的多样化，以增进患者食欲。

3. 注意事项

正在进行血液透析或腹膜透析的患者不需要严格限制蛋白质的摄入量。

4. 食物的选择

宜用食物

蔬菜、水果类，小麦淀粉、藕粉、马铃薯、芋头等低蛋白质的淀粉类食物。谷类蛋白质含量为6%～11%，且为非优质蛋白，应根据蛋白质的摄入标准适当限量食用。

忌用食物

含蛋白质丰富的食物，如豆类、干果类、蛋类、奶类、肉类等。但为了适当供给优质蛋白，可在蛋白质限量的范围内，适当选用蛋类、奶类、瘦肉、鱼类等。

优质低蛋白饮食

优质低蛋白饮食是指要选用富含优质蛋白的食物，同时蛋白质不能摄入太多。蛋白质作为重要的营养物质，是人体不可缺少的，尤其是必需氨基酸，是人体自己不能合成而必须从外界摄取的，所以要适量摄入含必需氨基酸较多的动物蛋白，减少植物蛋白的摄入。对于肾功能异常的慢性肾脏病患者，摄入优质低蛋白可有效地减轻肾脏负担，延缓肾衰竭，改善患者的生活质量，提高患者生存率。

1. 适用对象

慢性肾脏病（CKD）患者由于肾功能受损，肾脏无法排出所有源于蛋白质的毒素，可能导致自体中毒（尿毒症 / 代谢性酸中毒），因此要限制蛋白质的摄入。可采用优质低蛋白饮食，减少蛋白质分解代谢产物的生成和蓄积，延缓肾小球的硬化和肾功能不全的进展，调慢透析的时间表。

2. 饮食原则

（1）低蛋白：

CKD 1 ~ 2 期患者，不论是否患有糖尿病，蛋白质摄入量推荐为 0.8 ~ 1.0g/（kg · d）。

CKD 3 ~ 5 期没有进行透析治疗的患者，蛋白质摄入量推荐为 0.6 ~ 0.8g/（kg · d）。

血液透析及腹膜透析患者，蛋白质摄入量推荐为 1.0 ~ 1.2g/（kg · d），当合并高分解代谢急性疾病时，蛋白质摄入量推荐增加到 1.2 ~ 1.3g/（kg · d）。

（2）优质蛋白：

优质蛋白含量占 50% ~ 70%，即动物蛋白。

非优质蛋白含量占 30% ~ 50%，即植物蛋白。

3. 常见食物的蛋白质含量

常见食物的蛋白质含量	
肉类（瘦肉）、蛋类、奶类	每 50 克含有 7 克蛋白质
豆类	每 35 克含有 7 克蛋白质
淀粉类	每 100 克含有 0~1 克蛋白质
蔬菜、水果类	每 200 克含有 1 克蛋白质
坚果类	每 20 克含有 4 克蛋白质

4. 1 份蛋白质如何估算

1 份蛋白质 =7 克蛋白质

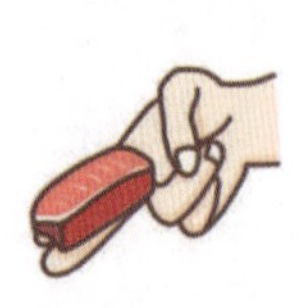

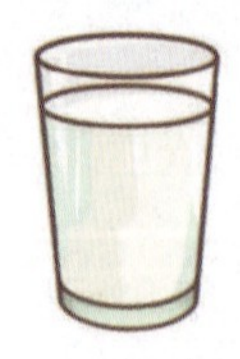

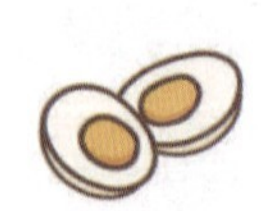

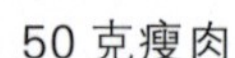

50 克瘦肉　　1 杯牛奶　　1 个鸡蛋

以上每份食物均约含有 7 克蛋白质。

为了方便搭配饮食，我们把含 7 克蛋白质的食物作为 1 份蛋白质。

5. 学会食物互换

首先，算出一天应该摄入的蛋白总量，再算出包含几份蛋白质，最后将各种食物代入进去。在保证每日摄入蛋白质总量不变的情况下，不同种类的食物之间可以按照自己的喜好进行交换。这样就很方便指导饮食。具体请参考以下案例。

蛋白质摄入举例

患者，男，42 岁，体重 70 千克，慢性肾脏病（CKD）2 期，如何进行优质低蛋白饮食？

- 患者一天应该最多摄入多少克蛋白质？

大约 42 克。

- 优质蛋白与非优质蛋白各摄入多少？

优质蛋白 21 克，非优质蛋白 21 克。

6. 注意事项

CKD 3 ~ 5 期患者受疾病和营养素摄入限制的影响易发生营养不良，应定期监测患者的营养状态。在控制蛋白质摄入时，应对患者的依从性及营养状况进行密切监测，防止发生营养不良。如果已有营养不良，应每月监测 1 次。

7. 食物的选择

✅ 宜用食物

肉类（猪肉、牛肉、羊肉、鸡肉、鸭肉、鹅肉、鱼肉），蛋类，奶类，豆类（黄豆、青豆、黑豆）以及大豆制品（豆腐、豆浆、豆腐干、豆腐脑）等。

忌用食物

绿豆、红豆、芸豆等。

高钾饮食

高钾饮食是指每天摄入足量的含钾食物，有助于控制血压，降低心脑血管疾病的发病风险。但对于肾功能受损的高血压患者，要限制钾的摄入，因为当体内潴留的钾达到一定量的时候容易引起心搏骤停。

1. 适用对象

（1）高血压患者及有高血压家族史的人群。

（2）长期服用类固醇药物、利尿剂、泻药等人群。

（3）低钾血症者（血清钾 < 3.5mmol/L），低钾血症的主要临床表现为食欲不振、恶心呕吐、四肢乏力、嗜睡、神志不清、心动过速等。

2. 饮食原则

（1）儿童每天应摄取钾 1600 毫克，成人每天应摄取钾 2000~4000 毫克。

（2）生活、饮食要规律，不要过多摄入含碳水化合物高的食物，戒烟酒。

（3）根据血钾检查结果调整含钾食物的摄入量。

（4）适量摄入食盐，每天食盐的摄入量小于 6 克。

（5）注意补充钙和镁，这有利于维持正常的肌肉和神经活动。

3. 食物的选择

高钾食物（>250mg/100g）	主食类：荞麦、黑米、高粱、马铃薯 蔬菜类：菠菜、银耳、紫菜、豌豆、毛豆、蚕豆、彩椒、苦瓜、娃娃菜、竹笋、芋头、姜、豇豆、木耳、茶树菇 水果类：香蕉、柑橘、杏、橙子、哈密瓜、鲜枣 水产类：黄鳝、鲤鱼、草鱼、鲫鱼、鲳鱼、河虾、虾皮、龙虾 肉类：猪里脊肉、火鸡腿、鹅肝 奶制品：全脂牛奶粉、奶酪、奶片 豆类及豆制品：黄豆、黑豆、青豆、绿豆、鹰嘴豆、豆腐、腐竹 干果类：腰果、核桃、松子、杏仁、榛子、开心果、花生、西瓜子、南瓜子 调味品：酱油、豆瓣酱、豆豉、番茄酱、五香粉、辣椒粉 其他：红茶、花茶、绿茶、大麦茶、巧克力

低钾饮食

高钾血症是一种常见的危及生命的急症，钾作为人体重要的营养物质，血钾水平与心脏的活动密切相关。当患者血清钾浓度 > 5.5mmol/L 时，除了立即停用一切含钾药物外，还要避免进食含钾量高的食物，防止出现恶性心律失常、心搏骤停等严重不良反应，降低患者的死亡风险。

1. 适用对象

（1）急性肾衰竭、应用保钾利尿剂等钾排出减少者。

（2）溶血、严重组织损伤、代谢性酸中毒等钾分布异常者。

（3）口服或静脉输入过多钾、使用含钾药物等钾摄入过多者。

（4）高钾血症者（血清钾 >5.5mmol/L），其临床表现为肢体和口周麻木、周身乏力、心悸、心动过缓、房室传导阻滞，甚至心搏骤停等，还会引起恶心呕吐和腹痛。

2. 饮食原则

（1）每天饮食中的钾含量应低于 2000 毫克。

（2）定期测血钾作为参考。

（3）避免热量不足或长期饥饿导致血钾过高。

（4）糖尿病肾病患者应控制好血糖以防血钾过高。

厨房降钾技巧：

1. 绿叶蔬菜请先用水煮后捞起，再用油炒或油拌。

2. 根茎类蔬菜如马铃薯先去皮，切成薄片，浸水后再煮。

3. 避免食用菜汤或“汤泡饭”。

4. 不宜过多食用代盐及无盐酱油（代盐、无盐酱油是以氯化钾代替氯化钠）。

3. 食物的选择

低钾食物 （<150mg/100g）	主食类：米饭、小米粥、藕粉、面条、馒头、花卷、米粉 蔬菜类：冬瓜、秋葵、佛手瓜、西兰花、胡萝卜、南瓜、丝瓜、黄瓜 水果类：木瓜、红毛丹、火龙果、山竹、葡萄、草莓 水产类：田螺、海参、沙丁鱼、鲍鱼、扇贝 肉类：猪蹄、猪耳、猪血、鸭掌、牛肉、羊肉 蛋类：鸡蛋、鸭蛋、鹌鹑蛋、鹅蛋 奶制品：酸奶 豆制品：豆浆、豆腐脑、豆腐干 调味品：白砂糖、冰糖、白醋、苹果酱 其他：菜籽油、茶油、花生油、色拉油、玉米油

限钠（盐）饮食

限钠（盐）饮食是指限制饮食中钠的含量，以减轻由于水、电解质代谢紊乱而出现的水、钠潴留。钠是细胞外的主要阳离子，参与调节机体水、电解质平衡及酸碱平衡，以及调节机体渗透压和神经肌肉的兴奋性。肝、肾、心等脏器病变或使用某些药物（如肾上腺皮质激素）会引起机体水、钠平衡失调，出现水、钠潴留或丢失过多。限制饮食中钠的摄入是纠正水、钠潴留的一项重要的治疗措施。食盐是钠的主要来源，每克食盐含钠约400毫克，故限钠实际上是以限盐为主。

据估计，健康人钠的最低安全摄入量为每天500毫克。临床上限钠（盐）饮食一般分为以下三种。

低盐饮食	每天摄入钠2000毫克左右。每天烹调用盐限制在2~4克或酱油10~20毫升。忌食一切咸食，如咸蛋、咸肉、酱菜、面酱、腊肠等
无盐饮食	每天摄入钠1000毫克左右。烹调时不加食盐或酱油，可用糖、醋等调味。忌食一切咸食（同低盐饮食）
低钠饮食	每天摄入钠不超过500毫克。除无盐饮食的要求外，忌食含钠高的食物，如菠菜、油菜、芹菜、茴香等，以及松花蛋、豆腐干、猪肾等

1. 适用对象

限钠（盐）饮食适用于心功能不全，急、慢性肾炎，肝硬化腹水，高血压，子痫等患者。

2. 饮食原则

（1）根据患者病情变化及时调整钠盐摄入量：如肝硬化腹水患者，开始时可给予无盐饮食或低钠饮食，然后逐渐改为低盐饮食；待腹水消失后，可恢复正常饮食。对有高血压或水肿的肾小球肾炎、肾病综合征、子痫的患者，使用利尿剂时给予低盐饮食；不使用利尿剂而水肿严重者，给予无盐饮食或低钠饮食。不伴高血压或水肿及排尿钠增多者不宜限制钠摄入量。

（2）根据食量合理选择食物：有时为了增加患者食欲或改善营养状况，对食量少者可适当放宽食物选择范围。

（3）改变烹调方法以减少饮食中钠的含量并增进食欲：食盐是最主要的调味剂，限钠（盐）食物比较乏味，因此，应合理烹调食物以提高患者食欲。一些含钠高的食物，如菠菜、油菜等，可用水煮或浸泡去汤减少钠含量；用酵母代替食用碱或用发酵粉制作馒头也可减少钠含量；这样节省下来的钠量可用食盐或酱油补充调味。此外，也可采用番茄汁、芝麻酱、糖、醋等调味。烹调食物时注意色、香、味、形，尽量增进患者食欲。必要时可适当选用市售的低钠盐或无盐酱油，这类调味剂是以氯化钾代替氯化钠，因此，高钾血症患者不宜使用。

3. 注意事项

对某些年龄大、贮钠能力迟缓、心肌梗死、回肠切除术后、黏液性水肿和重型甲状腺功能低下合并腹泻的患者，限钠应慎重，最好是根据血钠、血压和尿钠排出量等临床指标来确定是否限钠以及限钠的程度。

4. 食物的选择

宜用食物

不加盐或酱油制作的谷类、畜肉、禽类、鱼类、豆类和奶类食品。蔬菜和水果（低钠饮食不宜用含钠量大于 100mg/100g 的蔬菜、水果）。

忌用食物

各种盐或酱油制作或腌制的食品、盐制调味品。

<table>
<tr><td rowspan="7">低钠食物
（<100mg/100g）</td><td>主食类：小米、高粱、玉米、糯米等</td></tr>
<tr><td>蔬菜类：土豆、扁豆、豆芽、甘薯、芦笋、苦瓜、黄瓜、西葫芦、茄子、西红柿、蘑菇、冬瓜等</td></tr>
<tr><td>水果类：菠萝、桃子、柠檬、草莓、西瓜、香蕉、梨、苹果、橙子等</td></tr>
<tr><td>水产类：鲫鱼、草鱼、鲤鱼等</td></tr>
<tr><td>肉类：瘦猪肉、牛肉、羊肉、鸡肉、鸽子肉等</td></tr>
<tr><td>奶制品：酸奶等</td></tr>
<tr><td>豆类及豆制品：黑豆、绿豆、黄豆、豆浆、豆腐脑等</td></tr>
</table>

低脂饮食

低脂饮食是指食用含甘油三酯、胆固醇较少的食物。健康人脂肪摄入量每天应少于50毫克，胆固醇摄入量每天应少于300毫克。人体内的脂肪是细胞内良好的储能物质，能够提供热量，并负责保护内脏、维持体温。此外，脂肪能协助脂溶性维生素的吸收，还参与机体各方面的代谢活动等。但是，摄入高脂肪食物会增加心血管疾病的发生风险。在日常生活中，可以选择脂肪含量较少、合理的食物，才能保证机体的营养需要，提供合理的营养支持。

1. 适用对象

低脂饮食适用于高脂血症、高血压、动脉粥样硬化、冠心病、肥胖症、肝胆胰疾病等患者。

2. 饮食原则

（1）控制总能量：饮食应控制总能量，使患者可以达到或维持理想体重。

成人每天能量供给量不少于 1000 千卡，如长期能量供给过低，将有害健康。

碳水化合物占总能量的 60% ~ 70%，并以复合碳水化合物为主（主要存在于淀粉类食物如谷类、小麦、豆类及大部分蔬菜中），少吃精制糖如白砂糖、红糖、冰糖，因为精制糖会升高血脂（尤其是甘油三酯）。

（2）限制脂肪摄入量并调整脂肪酸的构成：限制脂肪摄入量，脂肪供能应占总能量的 20% ~ 25%，一般每天摄入不超过 50 克，肝胆胰疾病患者每天摄入小于 40 克。

减少饮食中饱和脂肪酸的含量，使其不超过饮食总能量的 10%。

少选用富含饱和脂肪酸的动物性食品，尤其忌食猪油、牛油、肥肉、奶油等。

单不饱和脂肪酸如橄榄油和菜油等，对氧化作用的敏感性远低于多不饱和脂肪酸，应占总能量的 10%左右。

多不饱和脂肪酸如亚麻籽油、大豆油等占总能量的 10%左右。

（3）限制食物中胆固醇的含量：胆固醇的摄入量应控制在每天 300 毫克以下。食物中的胆固醇来源于动物性食物，因此，在限制胆固醇时应注意保证优质蛋白的供给。可选择一些营养价值高的植物性蛋白质，如豆类及豆制品，代替部分动物性蛋白质。

（4）充足的维生素、矿物质和膳食纤维：选用粗粮、杂粮、新鲜蔬菜和水果，以满足维生素、矿物质等的供给量。

给予适量的脱脂奶和豆制品以供给足量的钙。

相应增加维生素 E、维生素 C、胡萝卜素和硒等营养素的供给。

伴高血压的患者，食盐的用量应减少。

3. 注意事项

低脂饮食不适用于正在生长发育期的儿童、孕妇和创伤恢复期的患者。

在确定高脂血症患者选用低脂饮食之前，需对患者进行葡萄糖耐量检查，以排除由于饮食中碳水化合物过多引起血糖升高的可能性。

4. 食物的选择

宜用食物

谷类、薯类、脱脂奶制品、蛋类（蛋白不限，蛋黄每周限3个）、鸡肉、兔肉、鱼类、豆类、各种蔬菜和水果、植物油（在限量范围内使用）、坚果（在限量范围内使用）、鱼油。

除选用含脂肪少的食物外，还应减少烹调用油。烹调时可选用蒸、炖、煮、熬、烩、卤、拌等方法，禁用油炸、油煎食物。食物应清淡，少刺激性，易于消化，少量多餐。

忌用食物

油脂类制作的主食、全脂奶及其制品、蛋黄、烤鸭、烧鹅、鱼子、肥肉、动物的内脏和脑组织、动物性油脂（海洋生物油脂除外）、香肠、煎炸食物等。

低胆固醇食品的胆固醇含量（mg/100g）

食品名称	含量	食品名称	含量
海参	0	黄鳝	78
鸡蛋蛋白	0	大黄鱼	79
海蜇头	5	鸭肉	80
酸奶	12	草鱼	81

续表

食品名称	含量	食品名称	含量
牛奶	13	兔肉	83
海蜇皮	16	鲤鱼	83
脱脂奶粉	28	猪油	85
羊奶	34	鲑鱼	86
小白虾	54	牛油	89
瘦牛肉	65	青鱼	93
瘦羊肉	65	鳜鱼	96
火腿肠	70	鲫鱼	96
甲鱼	77	带鱼	97
瘦猪肉	77	胖头鱼	97

少渣饮食

少渣饮食也称低纤维饮食，是一种饮食纤维（植物性食物）和结缔组织（动物性食物）含量极少、易于消化的饮食。目的是尽量减少饮食纤维对胃肠道的刺激和梗阻，减慢肠蠕动，减少粪便量。

1. 适用对象

少渣饮食适用于消化道狭窄并有梗阻危险的患者，如食管或肠管狭窄，食管胃底静脉曲张，肠憩室，各种急、慢性肠炎，痢疾，伤寒，风湿热，肠道肿瘤，咽喉部手术后，肠道手术前后，痔瘘患者等；全流质饮食之后，软食或普食之间的过渡饮食。

2. 饮食原则

（1）限制食物中纤维的含量：禁用或限用富含膳食纤维的食物，如蔬菜、水果、粗粮，以及动物的肌腱等难以嚼烂的肉类。

选用的食物应细软、渣少、便于咀嚼和吞咽。

（2）脂肪含量不宜过多：腹泻患者对脂肪的消化吸收能力减弱，食用脂肪含量高的食物易导致脂肪泻。

（3）烹调方法：将食物切碎煮烂，做成泥状，忌用油炸、油煎的烹调方法。禁用烈性、刺激性调味品。

（4）少量多餐，注意营养素的平衡：由于食物选择的限制，饮食营养难以平衡，而且限制摄入蔬菜和水果，易引起维生素 C 和部分矿物质的缺乏。可视情况补充维生素和矿物质制剂。

有些果汁含有较多的有机酸，易刺激肠蠕动，应避免食用。

3. 注意事项

长期缺乏膳食纤维，易导致便秘、痔疮、肠憩室及结肠肿瘤等的发生，也易导致高脂血症、动脉粥样硬化和糖尿病等，故少渣饮食不宜长期使用，待病情好转应及时调整。

4. 食物的选择

✅ 宜用食物

精细米面制作的粥、烂饭、面包、软面条、饼干；切碎的软烂的肉；豆浆、豆腐脑；奶类、蛋类；菜汁；去皮质软的瓜类、番茄、胡萝卜、马铃薯等。

忌用食物

各种粗粮，富含膳食纤维的蔬菜、水果，油炸食品。

糖尿病饮食

糖尿病饮食是指专门用于糖尿病患者的一种特殊饮食。糖尿病是一种常见的慢性、全身代谢性疾病，也是终身性疾病，它的形成和人们的饮食结构有一定的相关性。科学合理的饮食治疗是各类糖尿病患者最基本的治疗措施，所有患者都必须终身严格执行饮食治疗。合理地控制饮食，有助于维持血糖在正常水平，延缓或防止各种并发症的发生，提高患者的生活质量。

1. 适用对象

糖尿病患者。

2. 饮食原则

（1）控制每天摄入食物的总热量，以达到或维持理想体重。

（2）平衡膳食以取得足够营养，饮食多样化。

（3）少量多餐、定时、定量。

（4）多饮水、限制饮酒。

3. 确定体重范围

（1）标准体重计算方法

男性：标准体重 =［身高（cm）－ 80］×70%

女性：标准体重 =［身高（cm）－ 70］×60%

1）标准体重正负 10% 为正常体重。

2）标准体重正负 10%～ 20% 为体重过重或过轻。

3）标准体重正负 20% 以上为肥胖或体重不足。

（2）参考体重指数（BMI）［BMI= 体重（kg）/ 身高^2（m^2）］计算自己的体型。

WHO 发布的成人 BMI 评定标准			
等级	BMI 值	等级	BMI 值
营养不良	< 18.5	正常	18.5 ～ 24.9
肥胖前状态	25.0 ～ 29.9	一级肥胖	30.0 ～ 34.9
二级肥胖	35.0 ～ 39.9	三级肥胖	≥ 40.0

（3）每天需要的能量 = 标准体重 × 能量指数（见下表）

劳动强度	举例	能量指数［千卡/(千克标准体重·天)］		
		偏瘦	正常	肥胖
卧床休息		20~25	15~20	15
轻体力劳动	办公室职员、教师、售货员	35	30	20~25
中体力劳动	学生、司机、外科医生、体育教师	40	35	30
重体力劳动	建筑工、搬运工、冶炼工、运动员、舞蹈者	45	40	35

根据体型及劳动强度选择适合自己的能量级别。

（4）计算每日所需食物交换份

食物交换份是将食物所含的主要营养素分为四大类和八小类。

四大类：谷薯类（谷类包括米、面、杂粮，薯类包括马铃薯、甘薯、木薯等）、蔬果类、肉蛋奶豆类、油脂类。

八小类：谷薯类、蔬菜类、水果类、大豆类、奶类、肉蛋类、硬果类、油脂类。

注意：所有食物均按生重计量，每份食物的热量为 90 千卡，同类食物之间可选择互换，非同类食物之间不得互换。

常见总热量食物交换份数分配表

能量（千卡）	食物（交换份）	谷薯类（交换份）	蔬果类（交换份）	肉豆类（交换份）	奶类（交换份）	油脂类（交换份）
1200	14	6	1	3	1.5	2
1400	16	8	1	3	1.5	2
1600	18	10	1	3	1.5	2
1800	20	12	1	3	1.5	2
2000	22	14	1	3	1.5	2
2200	24	16	1	3	1.5	2

注：您可根据自己所需摄入的能量来选择食物（交换份），然后可参考表格进行食物搭配

等值谷薯类交换

食物	重量（克）	食物	重量（克）
大米、小米、糯米	25	干粉条、干莲子	25
高粱、燕麦片	25	苏打饼干	25
面粉、米粉、通心粉	25	馒头、窝窝头	35
玉米面、荞麦面、龙须面	25	咸面包	35
苦荞麦、各种挂面	25	马铃薯	100
红豆、绿豆、芸豆	25	鲜玉米（带棒心）	200

注：每份谷薯类供蛋白质 2 克，碳水化合物 20 克，热量 90 千卡

等值蔬菜类交换

食物	重量（克）	食物	重量（克）
大白菜、菠菜、油菜	500	白萝卜、青椒、茭白	400
韭菜、茼蒿、芹菜、圆白菜	500	南瓜、花菜	350
莴苣笋、黄瓜、西葫芦	500	扁豆、洋葱、蒜苗、豇豆	250
西红柿、冬瓜、苦瓜、丝瓜	500	胡萝卜	200
苋菜、龙须菜、绿豆芽	500	山药、藕	150
水浸海带	500	百合、芋头、豌豆	100

注：每份蔬菜类供蛋白质 5 克，碳水化合物 17 克，热量 90 千卡

等值肉蛋类交换

食物	重量（克）	食物	重量（克）
熟火腿、香肠	20	鸡蛋、鸭蛋	60
肥瘦猪肉	25	鹌鹑蛋（5个）	60
午餐肉	35	带鱼、草鱼、鲤鱼、甲鱼	80
熟酱牛肉、熟酱鸭	35	鳝鱼	80
瘦猪、牛、羊肉，排骨	50	大黄鱼、青虾、鲜贝	80
鸭肉、鹅肉、鸡肉	50	蟹肉	100

注：每份肉蛋类供蛋白质9克，脂肪6克，热量90千卡

等值大豆类交换

食物	重量（克）	食物	重量（克）
腐竹	20	北豆腐	100
大豆、大豆粉	25	南豆腐（嫩豆腐）	150
豆腐、豆腐干、油豆腐	50	豆浆	400

注：每份大豆类供蛋白质9克，脂肪4克，碳水化合物4克，热量90千卡

等值奶类交换

食物	重量（克）	食物	重量（克）
牛奶粉	20	牛奶	160
脱脂奶粉	25	羊奶	160
乳酪	25	无糖酸奶	130

注：每份奶类供蛋白质5克，脂肪5克，碳水化合物6克，热量90千卡

等值水果类交换

食物	重量（克）	食物	重量（克）
柿子、香蕉、鲜荔枝	150	李子、杏、葡萄	200
梨、桃、苹果、猕猴桃	200	草莓	300
橘子、橙子、柚子	200	西瓜	500

注：每份水果类供蛋白质 1 克，碳水化合物 21 克，热量 90 千卡

等值油脂类交换

食物	重量（克）	食物	重量（克）
花生油、香油	10	花生米	15
玉米油、菜籽油	10	核桃仁	12.5
豆油	10	杏仁	15
猪油、牛油、羊油、黄油	10	葵花子	30
芝麻酱	15	南瓜子	30

注：每份油脂类供脂肪 10 克，热量 90 千卡

简单的食物换算方法

50 克面粉 / 米 = 70 克（1 两半）馒头（熟重）/130 克米饭

50 克瘦肉 = 35 克熟肉 = 110 克带壳鸡蛋 = 50 克豆腐干 = 20 克无糖奶

（5）合理分配一日三餐：最常见的分配方案是早餐占 1/5、午餐占 2/5、晚餐占 2/5 的热量；或早、午、晚各占 1/3 的热量；或按四餐占 1/7、2/7、2/7、2/7 的热量分配。

4. 注意事项

饮酒会让血糖难以控制，所以不推荐糖尿病患者饮酒。

5. 食物的选择

（1）尽量选择低血糖生成指数的食物，如燕麦、大麦、大豆、小扁豆等，尽量选择苹果、柑橘、鸭梨、青瓜、猕猴桃、柠檬、李子、草莓、枇杷等含糖量较低的水果。

（2）尽量选择脂肪含量低的瘦畜肉、禽肉。

（3）肥肉和荤油为高能量和高脂肪食物，不宜过多食用。

举例：王先生，45岁，从事办公室工作，身高170厘米，体重80千克。

1. 计算标准体重和体型：

（1）王先生的标准体重：（170−80）×70%=63千克。

（2）体型：BMI=80/1.7^2≈27.7，属于肥胖前状态。

2. 王先生每天所需总热量：63×（20～25）=1260～1575千卡。

3. 王先生每天所需食物交换份：（1260～1572）÷90=14～18份，可选择16份，总热量为1400千卡；如果体重降到正常，可以选择18份。

以王先生每天总热量1400千卡，16份为例：主食8份（谷薯类8份）+副食8份（蔬果类1份+肉蛋类5份+油脂类2份）。

以王先生每天1400千卡热量，早、午、晚各占1/3举例。

食谱内容	早餐	午餐	晚餐
主食（配方）	窝头（50克），土豆泥（100克）	白米饭（生大米75克）	馒头（50克），芋头（100克）
菜名（配方）		红烧带鱼，毛豆丝瓜（带鱼60克，毛豆35克，丝瓜125克，玉米油1汤匙）	芥菜肉丝豆腐（芥菜250克，瘦肉25克，北豆腐50克，玉米油半汤匙）
辅食（配方）	白煮鸡蛋（60克），牛奶（200克）		
两餐中间加餐	杏仁（8颗）	柚子（50克）	无糖酸奶（65克）
每餐热量(千卡)	约475（千卡）	约515（千卡）	约450（千卡）

试验饮食

试验饮食是指在特定的时间内，通过对饮食内容的调整来协助诊断疾病和确保实验检查结果正确性的一种饮食。

饮食种类	适用范围	饮食原则及方法
肌酐试验饮食	用于协助检查、测定肾小球的滤过功能	试验期为3天，试验期间禁食肉类、禽类、鱼类、忌饮茶和咖啡，全天主食在300克以内，限制蛋白质的摄入量（蛋白质供给量少于每天40克），以排除外源性肌酐的影响；蔬菜、水果、植物油不限，热量不足可添加藕粉或含糖的点心等作为补充。于第3天取尿液做肌酐实验
尿浓缩试验饮食	用于检查肾小管的浓缩功能	试验期为1天，控制全天饮食中的水分，总量在500~600毫升。可进食含水分少的食物，如米饭、馒头、面包、炒鸡蛋、土豆、豆腐干等，烹调时尽量不加水或少加水；避免食用过甜、过咸或含水量高的食物，蛋白质供给量为1g/（kg·d）
甲状腺 ^{131}I 试验饮食	用于协助测定甲状腺功能	试验期为2周，试验期间禁食含碘食物，如海带、海蜇、虾、紫菜、含碘盐等；禁止服用影响甲状腺功能的药物；禁用碘做局部消毒，2周后做 ^{131}I 功能测定
胆囊B超检查饮食	用于需行B超检查确定胆囊及胆管的形态和功能	检查前3天最好禁食牛奶、豆制品、糖类等易于发酵产气的食物。检查前1天晚上应进食无脂肪、低蛋白、高碳水化合物的清淡饮食。检查当天早晨禁食，若胆囊显影良好，还需要了解胆囊的收缩功能，则在第1次B超检查后，进食高脂肪餐（脂肪含量25~50克，如油煎荷包蛋2个或高脂肪的方便餐）；30~45分钟后行第2次B超检查，若效果不明显，可再等待30~45分钟后再次检查
葡萄糖耐量试验饮食	用于糖尿病的诊断	试验前食用碳水化合物≥300克的饮食共3天。同时停用一切能升、降血糖的药物。试验前晚餐后禁食（禁10~12小时）直至次日清晨。试验当天清晨采血后将葡萄糖75克溶于水中顿服。进糖餐后0.5小时、1小时、2小时和3小时分别采血测定血糖

特殊饮食

对于病情危重、存在消化道功能障碍、不能经口或不愿经口进食的患者，为保证营养素的摄取、消化、吸收，维持细胞的代谢，保持组织器官的结构与功能，调控免疫、内分泌等功能并修复组织，促进康复，临床上常根据患者的不同情况采用不同的特殊饮食护理，包括肠内营养和肠外营养。

肠内营养

肠内营养是采用口服或管饲等方式经胃肠道提供能量及营养素的支持方式。

1. 适用对象

肠内营养适用于胃肠道具有消化、吸收功能，但受疾病或治疗限制不能经口进食，或经口进食有困难的患者。

2. 进食方式

肠内营养的进食方式包括口服营养和管饲营养两种。

（1）口服营养：在非自然饮食条件下，经口服用由营养素配置的营养液。

（2）管饲营养：无法或不愿经口进食或经口进食困难者，采用放置管道，输注肠内营养制剂的营养支持方式。

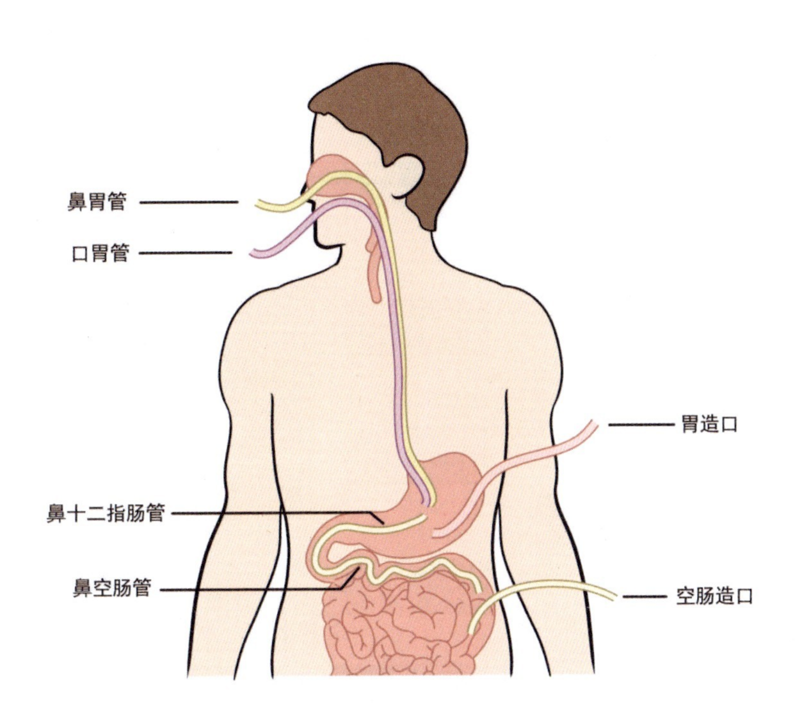

1）选择原则：

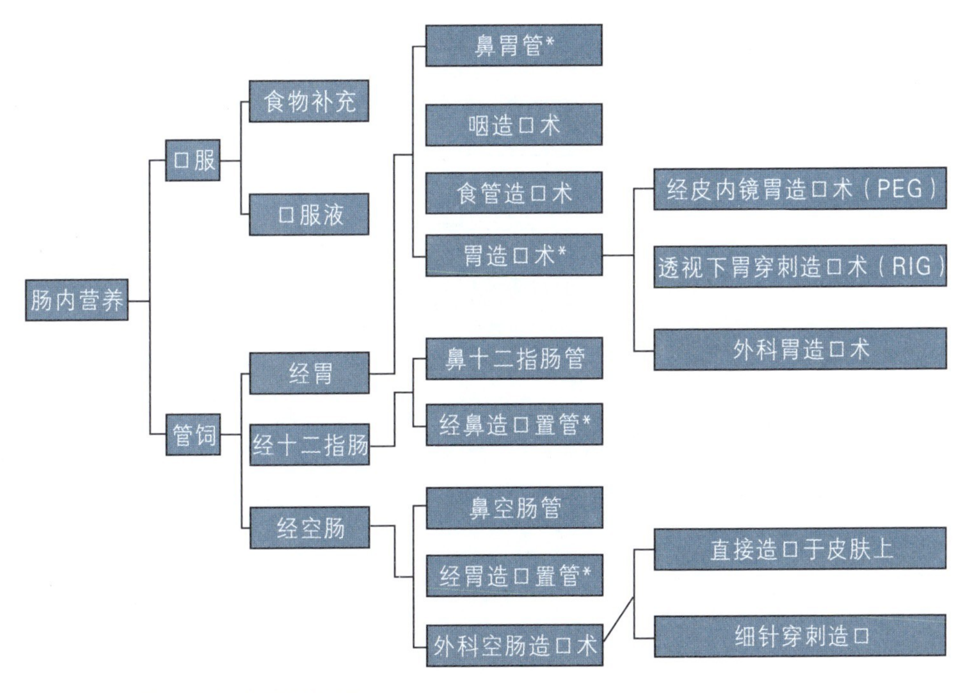

注：标 * 为优先选择途径

2）制剂的选择：

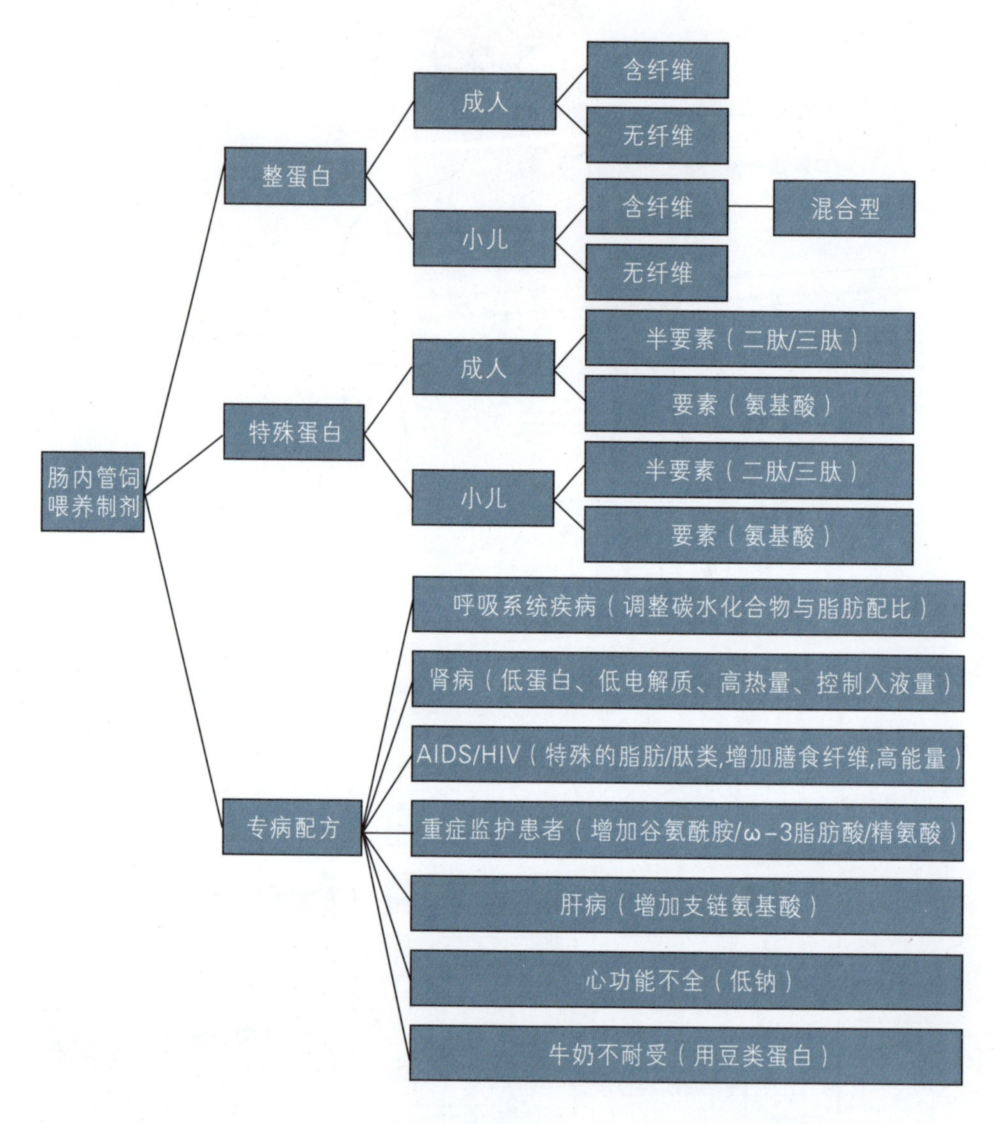

引自：LobosSobotka，蔡威．临床营养基础 [J]. 上海：复旦大学出版社，2007.

3）输注方式及适用范围：

输注方式	适用范围
按时分次给予	适用于喂养管末端位于胃内和胃肠功能良好者。将配好的肠内营养液用注射器分次缓慢注入，每次注入量 250~400 毫升，每天 4~6 次，推注速度不快于每分钟 30 毫升。此方法易引起腹胀、恶心呕吐、反流和误吸
间隙重力滴注	将营养液置于吊瓶内，经输液管与喂养管相连，借重力作用缓缓滴注。每次注入量 250~400 毫升，每天 4~6 次，输注速度为每分钟 20~30 毫升。多数患者可以耐受
肠内营养泵输注	指营养液在重力滴注、输液泵的控制下连续输注的喂养方法。采用肠内营养泵可保持恒定速度，便于监控管理，适合病情危急、胃肠道功能和耐受性较差、经十二指肠或空肠造口管饲的患者。刚开始每小时 20~50 毫升，而后逐步增加至每小时 100~150 毫升，浓度也逐渐增加

3. 注意事项

遵循“六度”原则：

速度	1. 首次滴注速度宜慢，开始时每小时 30 毫升，若无不适，可逐渐增加； 2. 匀速输注，根据患者自身情况随时调整速度
浓度	1. 由低到高，在增加浓度时，不宜同时增加容量，二者的增加可交替进行； 2. 初用时，为使肠道适应，可将营养液稀释成 12% 的浓度以每小时 50 毫升输入，每 8~12 小时逐次增加浓度及加快速度，3~4 天后达到全量，一天总液量 2000 毫升
温度	35~40℃，营养液的温度可视患者的习惯而定，一般以接近体温为宜
角度	半卧位，床头抬高 30°~45° ，以防误吸
清洁度	营养液现配现用，24 小时内用完；管路应每日更换
舒适度	根据胃肠道功能，选择合适的肠内营养途径、营养管路及营养剂型等

肠外营养

肠外营养是按照患者的需要，通过静脉输入患者所需的全部能量及营养素，包括氨基酸、脂肪、各种维生素、电解质和微量元素的一种营养支持方法。

1. 适用对象

（1）超过 7 天不能进食或不能经肠内途径摄入每天所需热量、蛋白质或其他营养素者。

（2）由于严重胃肠道功能障碍或不能耐受肠内营养而需要营养支持者。

（3）通过肠内营养无法达到机体需要的目标量时应补充肠外营养。

2. 输注途径

肠外营养通过外周静脉和中心静脉两种途径输注。

外周静脉途径（PVC）

短期肠外营养（<2 周）的首选。

超过 10％的葡萄糖和 5％氨基酸注射液，pH<5 或 >9 的液体（药物），以及渗透压大于 500mOsm/L 的液体或药物最好不经周围静脉输注。

——美国静脉输液护理学会

中心静脉途径（CVC）

经皮穿刺颈内静脉置管

经锁骨上 / 下区穿刺锁骨下静脉置管

经皮穿刺隧道式中心静脉导管（TCVC）

经头静脉或贵要静脉置入中心静脉导管（PICC）

埋藏输液港（Port-cath）

股静脉不推荐作为肠外营养途径

——美国静脉输液护理学会

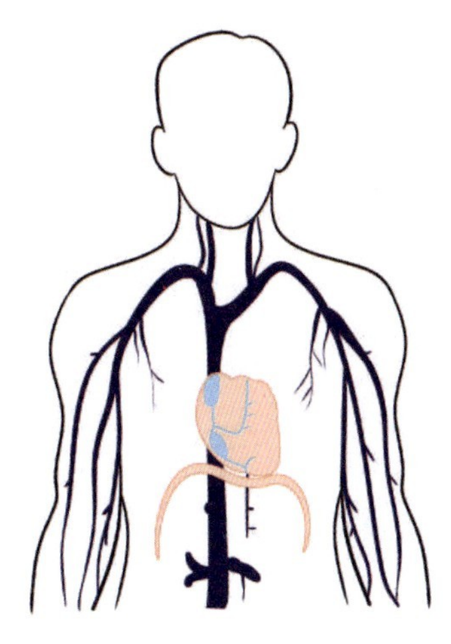

3. 制剂的选择

（1）肠外营养液的成分均由小分子营养素组成。

（2）非蛋白质能量由糖类和脂肪提供。

4. 输注方式

全营养混合液，即每天所需的营养物质（氨基酸、脂肪、葡萄糖、各种营养素）在无菌环境（层流室和层流台）中混入 3 升输液袋中。

全营养混合液的输注优点

①输注方便、节约时间、感染率低、费用低。

②多种营养素协同利用，减少代谢性并发症的发生率，如高血糖、电解质紊乱等，进而减少了监测费用。

③添加了脂肪乳剂，可降低渗透压，减少静脉刺激。

5. 注意事项

（1）并发症的观察及预防：动态评估周围静脉显露是否良

好，颈部和锁骨上区皮肤有无破损、红肿、疼痛等异常情况；定时监测体重、血电解质、血生化和细胞免疫功能等指标，预防相关代谢性并发症。

（2）合理输注液体，维持体液平衡：合理安排输液顺序和控制输注速度，肠外营养输注不超过每小时 200 毫升；观察和记录液体出入量，水、电解质、酸碱平衡情况。

附：常见食物每 100 克中能量、蛋白质、钾、钠、钙、磷含量表

食物名称	热量（千卡）	蛋白质（克）	钾（毫克）	钠（毫克）	钙（毫克）	磷（毫克）
牛肉（瘦）	106	20.2	284	53.6	9	172
猪肉（瘦）	143	20.3	305	57.5	6	189
羊肉（瘦）	118	20.5	403	69.4	9	196
牛肉干	550	45.6	51	412.4	43	464
牛肉松	445	8.2	128	1945.7	76	74
牛肝	139	19.8	185	45	4	252
猪肝	129	19.3	235	68.6	6	310
鲫鱼	108	17.1	290	41.2	79	193
草鱼	112	16.6	312	46	38	203
鲤鱼	109	17.6	334	53.7	50	204
带鱼	127	17.7	280	150.1	28	191
甲鱼	118	17.8	196	96.9	70	114
对虾	93	18.6	215	165.2	62	228
虾皮	153	30.7	617	5057.7	991	582
龙虾	90	18.9	257	190	21	221
海参（干）	262	50.2	356	4967.8	18	94
鸡肉	167	19.3	251	63.3	9	156

续表

食物名称	热量（千卡）	蛋白质（克）	钾（毫克）	钠（毫克）	钙（毫克）	磷（毫克）
鸡蛋	138	12.7	98	94.7	48	176
鸭蛋	180	12.6	135	106	62	226
松花蛋（鸭蛋）	171	14.2	152	542.7	62	165
鸭肉	240	15.5	191	69	6	122
咸鸭蛋	190	12.7	184	2076.1	118	231
鸽子肉	201	16.5	33.4	63.6	30	136
牛奶	54	3	109	37.2	104	73
酸奶	72	2.5	150	39.8	118	85
奶粉（全脂）	478	20.1	449	260.1	676	469
大米	346	7.4	103	308	13	110
糯米	348	7.3	137	1.5	26	113
小米	358	9	284	4.3	41	229
高粱	351	10.4	281	6.3	22	329
玉米	335	8.7	300	3.3	14	218
面粉（标准粉）	344	11.2	190	3.1	31	188
面粉（富强粉）	347	10.3	128	2.7	27	114
挂面（精白粉）	347	9.6	122	110.6	21	112
方便面	472	9.5	134	1144	25	80
玉米面	340	8.1	249	2.3	22	80
淀粉（玉米）	345	1.2	8	6.3	18	25
黄豆	359	35.1	1503	2.2	191	465
黑豆	381	36.1	1377	3	224	500
绿豆	316	21.6	787	3.2	81	337
面条（切面）	280	8.5	161	3.4	13	142
大豆淀粉	341	0.5	10	18.2	36	29

续表

食物名称	热量（千卡）	蛋白质（克）	钾（毫克）	钠（毫克）	钙（毫克）	磷（毫克）
豆浆	13	1.8	48	3	10	30
豆腐（南）	57	6.2	154	3.1	116	90
扁豆	27	2.7	178	3.8	38	54
豌豆	29	2.9	112	2.2	27	63
黄豆芽	44	4.5	160	7.2	21	74
绿豆芽	18	2.1	68	4.4	9	37
荸荠	59	1.2	306	15.7	4	44
慈姑	94	4.6	707	39.1	14	157
甘薯（红心）	99	1.1	130	28.5	23	39
胡萝卜	37	1	190	71.4	32	27
白萝卜	20	0.9	173	61.8	36	26
土豆	76	2	342	2.7	8	40
藕	70	1.9	243	44.2	39	58
大白菜	15	1.4	90	48.4	35	28
大葱	30	1.7	144	4.8	29	38
洋葱	39	1.1	147	4.4	24	39
芋头	79	2.2	378	33.1	36	55
山药	56	1.9	213	18.6	16	34
韭菜	26	2.4	247	8.1	42	38
金针菜	199	19.4	610	59.2	301	216
龙须菜	18	1.4	213	3.1	10	42
芹菜（茎）	20	1.2	206	159	80	38
青蒜	30	2.4	168	9.3	24	25
蒜苗	37	2.1	226	5.1	29	44
香菜	31	1.8	272	48.5	101	49
苦瓜	19	1	256	2.5	14	35

续表

食物名称	热量（千卡）	蛋白质（克）	钾（毫克）	钠（毫克）	钙（毫克）	磷（毫克）
圆白菜	22	1.5	124	27.2	49	26
油菜	23	1.8	210	55.8	108	39
雪里蕻	24	2	281	30.5	230	17
小白菜	15	1.5	178	73.5	90	36
香椿	47	1.7	172	4.6	96	147
莴苣	14	1	212	36.5	23	48
红苋菜	31	2.8	340	42.3	178	63
绿苋菜	25	2.8	207	32.4	187	59
菜瓜	18	0.6	136	1.6	20	14
黄瓜	15	0.8	102	4.9	24	24
西葫芦	18	0.8	92	5	15	17
茄子	21	1.2	142	5.4	24	2
西红柿	19	0.9	163	5	10	2
西红柿酱	81	4.9	989	37.1	28	117
柿子椒	22	1	142	3.3	14	2
蘑菇（鲜）	20	2.7	312	8.3	6	94
紫菜	207	26.7	179	710.5	264	350
榨菜	29	2.2	363	4252.6	155	41
蘑菇（干）	252	21	122	23.3	127	357
冬菇（干）	212	17.8	1155	20.4	55	469
冬瓜	11	0.4	78	1.8	19	12
生菜	13	1.3	170	32.8	34	27
荠菜	27	2.9	280	31.6	294	81
菜花	24	2.1	200	31.6	23	47
菠菜	24	2.6	311	85.2	66	47

续表

食物名称	热量（千卡）	蛋白质（克）	钾（毫克）	钠（毫克）	钙（毫克）	磷（毫克）
丝瓜	20	1	115	2.6	14	29
西瓜	34	0.5	79	4.2	10	13
香蕉	91	1.4	256	0.8	7	28
梨（鸭梨）	43	0.2	77	1.5	4	14
苹果（富士）	45	0.7	115	0.7	3	11
橙子	47	0.8	159	1.2	20	22
柿子	71	0.4	151	0.8	9	23
蜜橘	42	0.8	177	1.3	19	18
鲜枣	122	1.1	375	1.2	22	23
干红枣	264	3.2	542	6.2	64	51
杏	36	0.9	226	2.3	14	15
菠萝	41	0.5	113	0.8	12	9
桃子	41	0.6	100	2	10	16
柠檬	35	1.1	209	1.1	101	22
葡萄	43	0.5	104	1.3	5	13
葡萄干	341	2.5	995	19.1	52	90
草莓	30	1	131	4.2	18	27
哈密瓜	34	0.5	190	26.7	4	19
花生仁（生）	563	25	587	3.6	39	324
花生仁（炒）	581	24.1	674	445.1	284	315
核桃	627	14.9	385	6.4	56	894
茶叶（绿茶）	296	34.2	1661	28.2	325	191
酱油	63	5.6	337	5757	66	204
醋	31	2.1	351	262.1	17	96

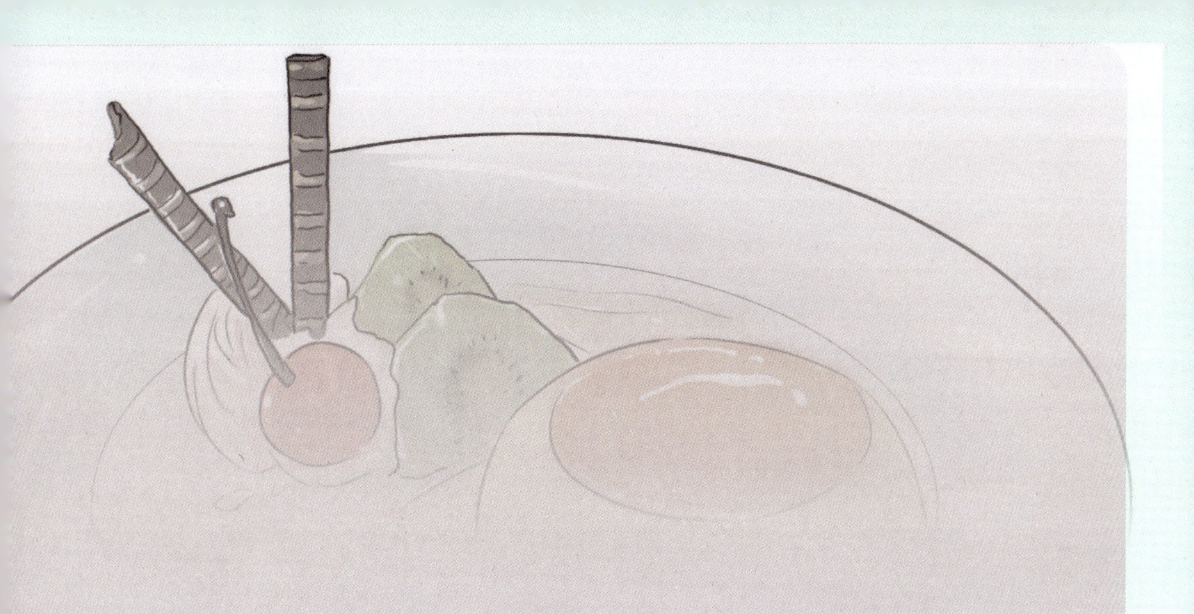

第二部分　常见病饮食调养

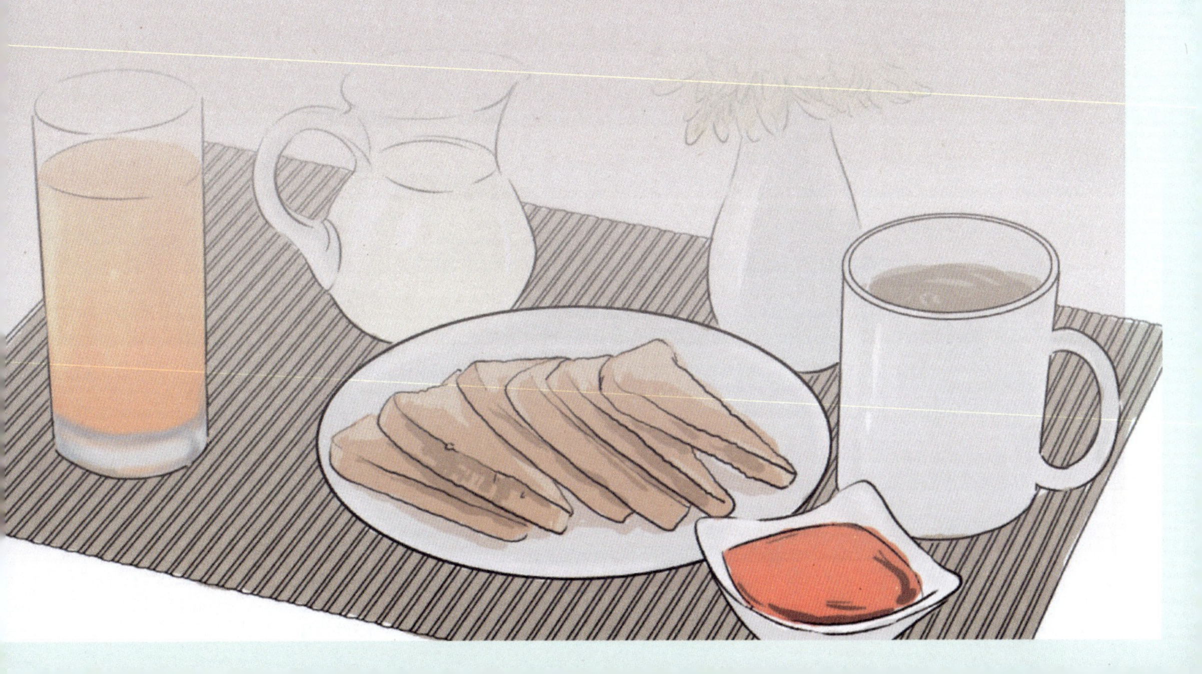

概　述

机体的许多疾病都与饮食直接相关，人们往往只重视药物治疗，忽略了饮食治疗的重要性；而许多饮食因素如热量、脂肪、蛋白质、碳水化合物、维生素、矿物质等对疾病的发生、发展、预后都有重要影响。合理、健康的饮食结构有助于疾病的预防与治疗，延缓或减少并发症的发生，提高患者的生活质量，帮助患者尽快恢复日常生活与工作。本章节将对内分泌与代谢性疾病、消化系统疾病、心脑血管疾病、呼吸系统疾病、泌尿系统疾病、血液系统疾病及恶性肿瘤等常见疾病，从普通大众的角度、以问答的形式概述疾病知识、饮食治疗的重要性、饮食原则，并通过案例罗列出宜、忌食物，指导读者如何正确饮食，从而有利于疾病治疗和康复。

糖尿病患者饮食调养

随着人口老龄化的到来，全球糖尿病患病率呈不断上升趋势，已成为严重的公共卫生问题。2019 年国际糖尿病联盟（IDF）发布了报告：全球约有 4.63 亿糖尿病患者（20~79 岁），每 11 个成人中就有 1 个罹患糖尿病；约有 420 万人（20~79 岁）死于糖尿病或其并发症，相当于每 8 秒就有 1 个人死于糖尿病。中国是糖尿病患者（20~79 岁）数量最多的国家，约有 1.14 亿。作为常见慢性疾病之一，糖尿病严重影响了公众的身体健康、加重着家庭及社会的经济负担。良好的饮食习惯有助于控制血糖水平，延缓疾病进展，进而保证生活质量。

关于糖尿病您知道多少

1. 什么是糖尿病

糖尿病是由多种病因引起的以慢性高血糖为特征的代谢紊乱性疾病。主要表现为糖耐量减低、高血糖、糖尿，以及多尿、多饮、多食、消瘦、乏力等症状。

久病可引起多系统损害，出现心血管、肾脏、眼、神经等组织的慢性进行性病变，最终导致脏器功能缺陷或衰竭。病情严重或应激时可发生急性代谢异常，如酮症酸中毒、高渗性昏迷等，严重者可危及生命。

2. 哪类人群易得糖尿病

（1）有糖尿病家族史的人群：父母中有一位 2 型糖尿病患者时，子女的患病风险是一般人群的 3 倍；当父母均为 2 型糖尿病患者时，子女的患病风险是一般人群的 6 倍。

每天
吸烟
10支以上
肥胖或
超过理想
体重20%
工作
生活
压力大
有分娩
巨大儿
历史的妇女
久坐不动
有高血压史
有糖尿病
家族史
临床数据显示：
发病高危人群

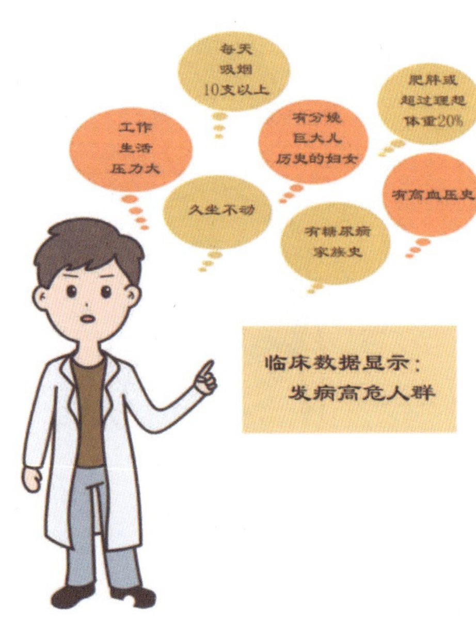

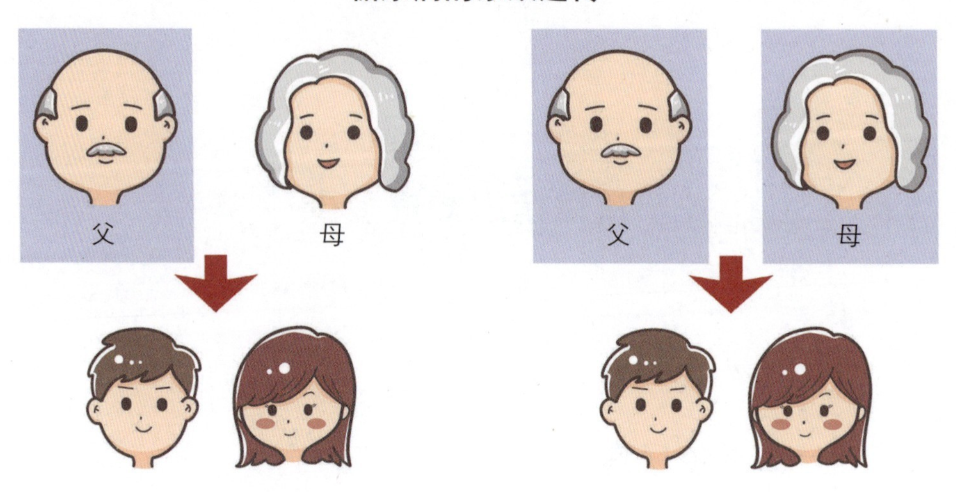

（2）年龄 > 40 岁的人群：年龄每增加 10 岁，糖尿病的患病率增加 68%。

（3）超重、肥胖人群：BMI ≥ 24、男性腰围 ≥ 90 厘米、女性腰围 ≥ 80 厘米，这类人群通常患糖尿病的概率较高。

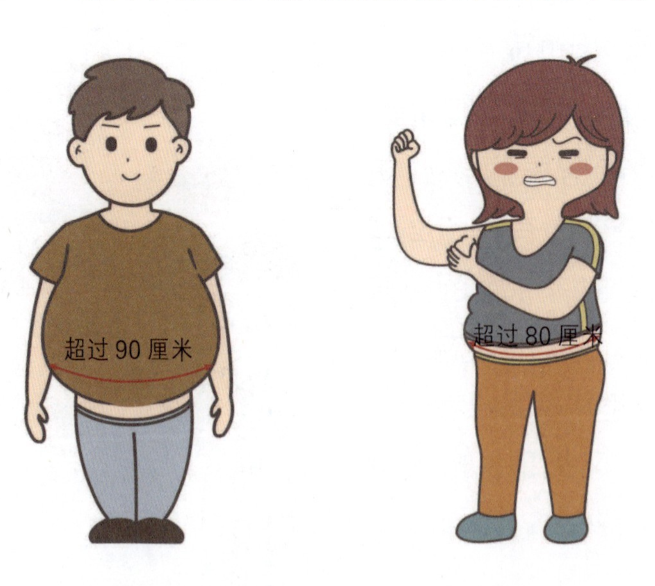

（4）高危种族：美国的调查发现，黑人糖尿病的患病率最高，墨西哥人次之，白人较低。黄种人也是高发人群，相同的肥胖程度，黄种人患糖尿病的风险更高；同等的身体条件，黄种人患糖尿病的风险是白人的 1.6 倍。

（5）女性怀孕时有妊娠糖尿病病史，或者有巨大儿（≥ 4 千克）生产史者，这类人群易得糖尿病。

（6）高血压、高脂血症，或者正接受降压、降脂治疗的人群易得糖尿病。

（7）BMI ≥ 30 的多囊卵巢综合征患者（多囊卵巢综合征是一种育龄妇女的内分泌紊乱综合征，主要表现为多毛、不孕、肥胖、月经稀少、卵巢增大等）易得糖尿病。

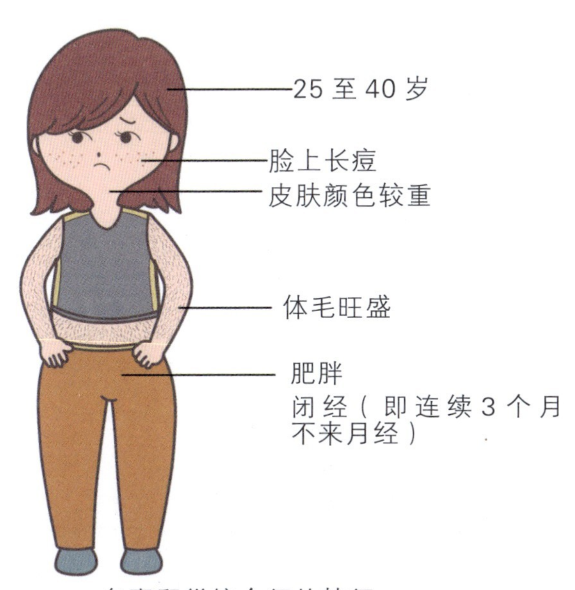

多囊卵巢综合征的特征

（8）曾经使用糖皮质激素（也称类固醇）并导致一过性的糖尿病的患者，类固醇性糖尿病是激素导致的常见副作用之一。

（9）严重的精神疾病，或者长期接受抗抑郁治疗的患者易得糖尿病。

3. 发病时的症状、特征

（1）典型症状——“三多一少”：吃得多，喝水多，尿多，体重减少。

口渴
一直喝水
尿多
一直上厕所
吃得多体重
却减轻了

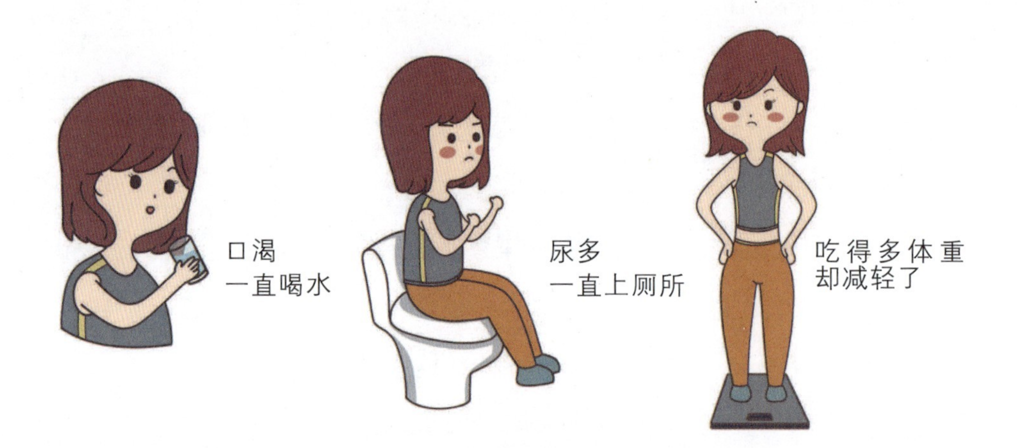

（2）全身症状：腰痛，四肢酸痛，手足麻木，牙周病，皮肤瘙痒、易感染、伤口愈合较难，视力减退或视物模糊（看不清），疲乏无力，性功能障碍等。

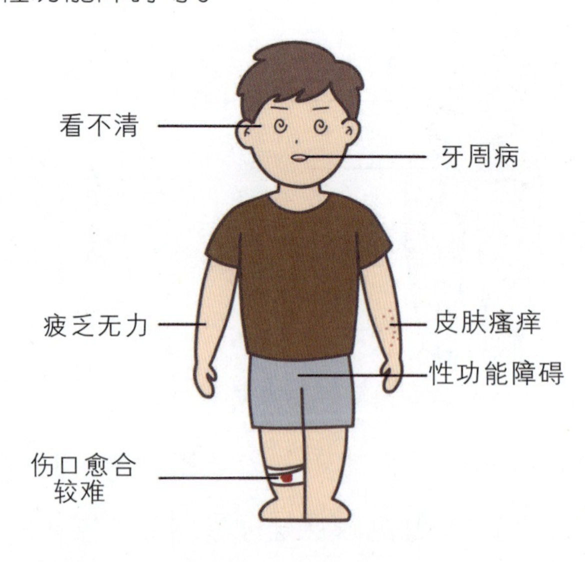

糖尿病引起的不适

4. 糖尿病会带来哪些危害

（1）糖尿病肾病：20%~40% 的糖尿病患者都会发生糖尿病肾病，这是导致糖尿病患者肾衰竭的主要原因。

（2）视网膜病变：糖尿病患者病程越长，发生视网膜病变的概率越大。若糖尿病控制不良，糖尿病患病后 5~9 年，约 10% 的患者会发生视网膜病变；糖尿病患病 15 年后，约 50% 的患者会发生视网膜病变；糖尿病患病 25 年后，80%~90% 的患者会发生视网膜病变。

（3）糖尿病神经病变：早期的糖尿病神经病变若得到合理的治疗是具有可逆性的，因此，在发生糖尿病神经病变时强调早期、综合治疗。

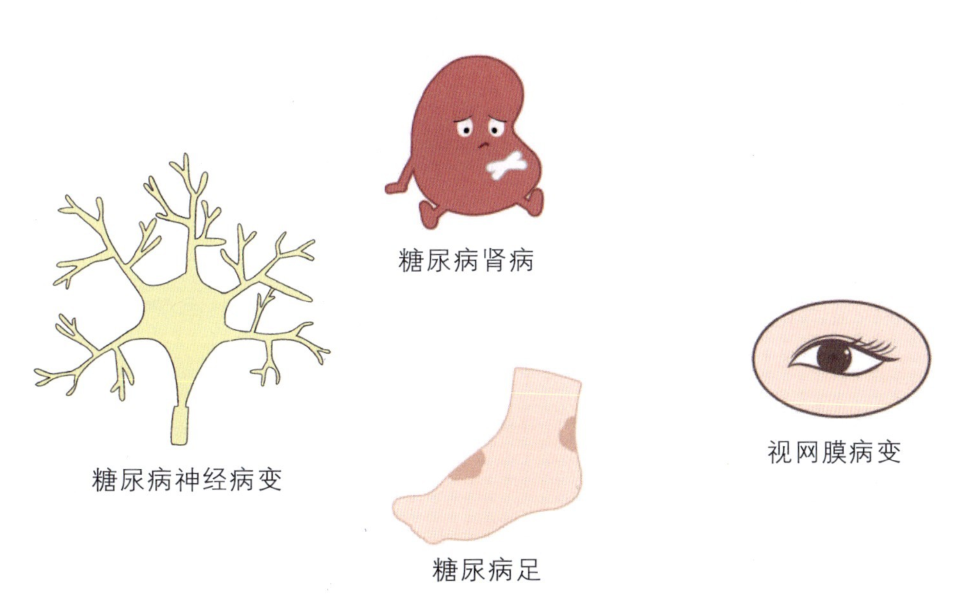

（4）糖尿病足：糖尿病足是糖尿病最严重、治疗费用最高的慢性并发症之一，严重者可导致截肢。

5. 饮食治疗为什么重要

糖尿病防治有“五架马车”理论（饮食、药物、自我血糖监测、运动、糖尿病教育），其中饮食占据了“半壁江山”。糖尿病患者饮食的控制直接关系到病情的进展。

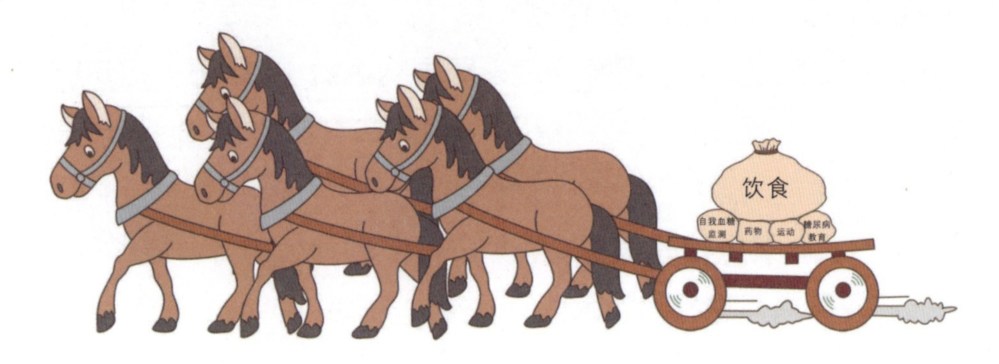

治疗糖尿病，不仅吃药、打针是治疗，吃东西（饮食）也是治疗手段之一，饮食被称为医学营养治疗。正确地吃，包括何时吃、吃什么、吃多少、怎么吃。正确的饮食控制，甚至可以达到和药物一样的疗效。

同样的食物搭配，吃的顺序不同，对血糖的影响也不同。美国的一项研究显示，同样的食物搭配，先吃蛋白质类食物（肉），再吃碳水化合物（主食），相比先吃主食再吃肉，血糖、胰岛素水平都明显下降。日本学者的研究发现：先吃鱼再吃米饭可以增进促胰岛素分泌、抑制胰高血糖素分泌，有助于餐后血糖管理。同时还有研究发现先吃蔬菜再吃米饭，也可以显著降低餐后血糖上升的幅度。

对于糖尿病患者来说，学会“正确地吃”很重要，因为血糖主要来源于每天的饮食，所以科学、合理地饮食非常重要。

怎样通过正确饮食来治疗糖尿病

1. 糖尿病患者饮食治疗的基本原则

《中国糖尿病膳食指南（2017）》给出了8条建议：

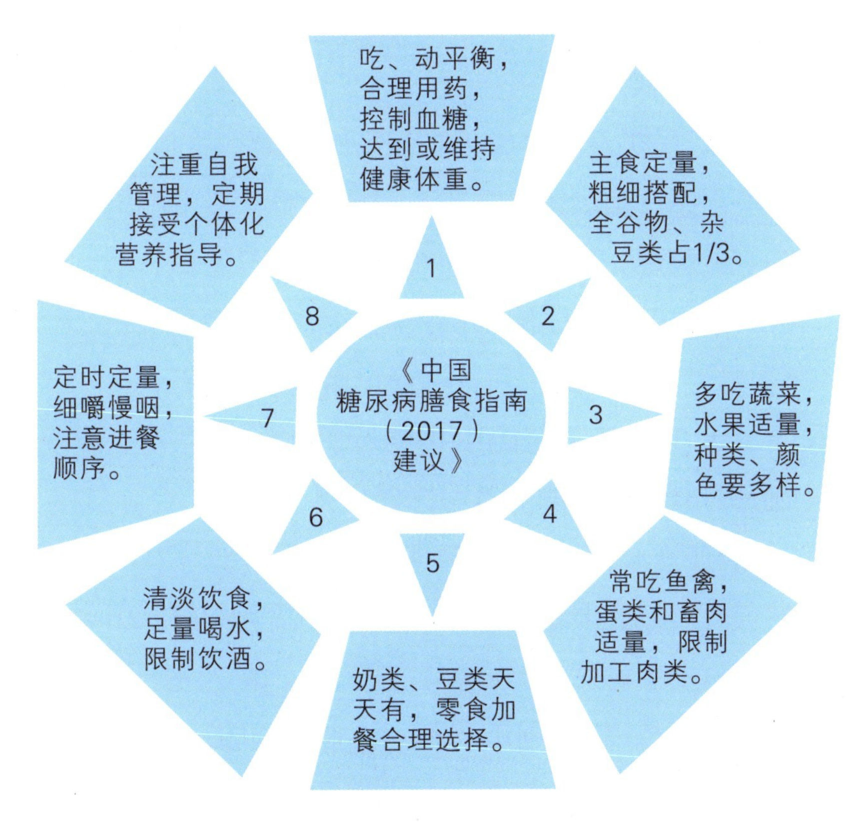

（1）吃、动平衡，合理用药，控制血糖，达到或维持健康

体重。

预防腹型肥胖，男性腰围不超过 90cm，女性腰围不超过 80cm；合理饮食，成年人 BMI 应在 18.5~23.9；规律运动，以有氧运动为主，每周至少 3 次，每次不少于 20 分钟。

（2）主食定量，粗细搭配，全谷物、杂豆类占 1/3。

主食定量，摄入量因人而异；选择低血糖生成指数的主食，全谷物、杂豆类应占主食摄入量的 1/3。

（3）多吃蔬菜，水果适量，种类、颜色要多样。

增加新鲜蔬菜摄入量以降低膳食血糖生成指数，建议餐餐有蔬菜：每日蔬菜摄入量为 300~500 克，深色蔬菜占 1/2 以上，其中绿色叶子菜不少于 70%；两餐之间适量选择低血糖生成指数的水果。

（4）常吃鱼类及禽类，蛋类和畜肉适量，限制加工肉类。

常吃鱼、虾、蟹、贝及禽类，畜肉适量，减少肥肉摄入；每周不超过 4 个鸡蛋、或每两天 1 个鸡蛋，不弃蛋黄；限制腌制、烘烤、烟熏等加工肉类制品的摄入。

（5）奶类、豆类天天有，零食加餐合理选择。

保证每天 300 克液态奶或相当量奶制品的摄入，重视大豆类及其制品的摄入，零食加餐可选择少许坚果。

（6）清淡饮食，足量喝水，限制饮酒。

烹调注意少油少盐，成人每天烹调用油为 25~30 克，食盐用量不超过 6 克；推荐喝白开水，成人每天喝水量为 1500~1700 毫升；饮料可选淡茶；不推荐糖尿病患者饮酒。

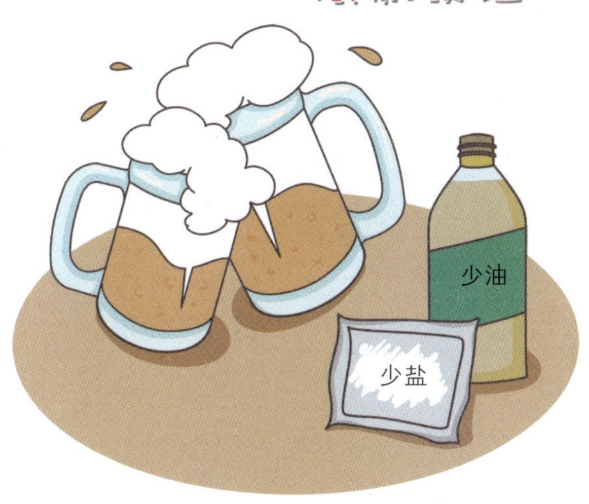

（7）定时、定量，细嚼慢咽，注意进餐顺序。

定时、定量进餐，餐次安排视病情而定；控制进餐速度，早晨 15~20 分钟，中、晚餐 30 分钟左右；细嚼慢咽，每口饭菜最好咀嚼 25~30 次；改变进餐顺序，按照蔬菜一肉类一主食的顺序进餐。

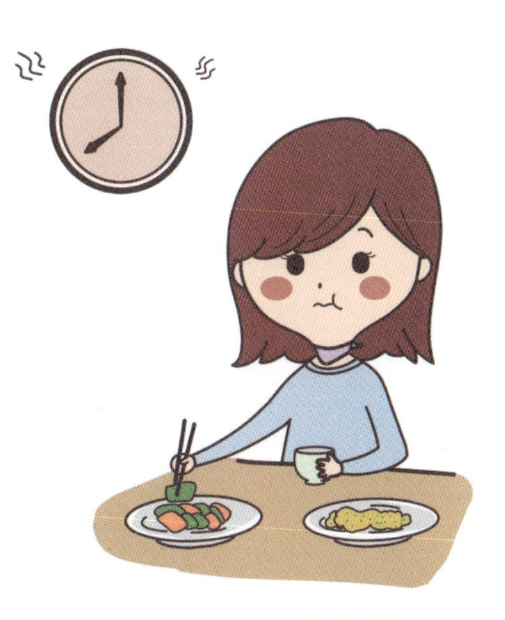
定时、定量，注意进餐顺序

（8）注重自我管理，定期接受个体化营养指导。

注重饮食控制、规律锻炼、遵医嘱用药、监测血糖、足部护理以及高、低血糖预防和处理等方面的自我管理；定期接受营养师的个体化营养指导，每年至少 4 次。

2. 食物的选择

食物的血糖生成指数（GI）是衡量食物摄入后引起血糖反应高低的一项指标。高 GI 值食物进入胃肠道后消化快，吸收完全，葡萄糖迅速进入血液，升高血糖的作用较强；低 GI 值食物在胃肠道停留时间长，释放缓慢，葡萄糖进入血液后峰值低，下降速度慢，升高血糖的作用较弱。

- GI 值在 55 以下的食物为低 GI 值食物。
- GI 值在 55~75 的食物为中 GI 值食物。
- GI 值在 75 以上时，则为高 GI 值食物。

宜用食物

GI 值较低的食物，如粗粮、豆类、乳类、薯类（生的或是冷处理的）、含果酸较多的水果（苹果、樱桃、猕猴桃等）、全麦食品、混合膳食食物（饺子、馄饨等）以及果糖等。

忌用食物

GI 值较高的食物，如蛋糕、饼干、甜点、薯类（水多、糊化的）、精加工且含糖量高的即食食品等。

- 没有完全好的食物或完全坏的食物，只有完全好的饮食或完全坏的饮食！
- 关键是食物要合理搭配和多样化，既要保证把血糖控制在合适的水平上，又要保证营养均衡。

来看看他们的三餐是怎么吃的，您认为他们吃得对不对

案例

案例 1： 王先生，64 岁，退休返聘教师，身高 170 厘米，体重 70 千克，患糖尿病 3 年，血糖控制尚可，无高血压、高脂血症等疾病。因咽痛、低热入院寻求治疗，初步诊断是扁桃体发炎。

早餐：白粥 250 毫升，鸡蛋 1 个，咸菜少许。

午餐：水煮面条 100 克，豉汁排骨（排骨 50 克）一份。

晚餐：小米粥 250 毫升，西红柿炒鸡蛋（西红柿 100 克，鸡蛋 1 个）。

点评： 这种饮食方案是错误的。稀粥类的糊状物进食后易消化，容易造成血糖快速上升，且当日饮食中基本没有蔬菜和水果。由于患者咽部疼痛，可用牛奶来代替流质早餐，用较软的米饭或馒头代替中、晚餐主食并增加蔬菜。适当增加低 GI 值的水果。

案例

案例 2：李女士，45 岁，公司职员，BMI 正常，患糖尿病 7 年，血糖控制尚可，血压、血脂等其他指标均正常。

早餐：牛奶 250 毫升，鸡蛋 1 个，馒头 1 个（面粉 50 克）。

午餐：玉米馒头（玉米面 50 克，面粉 50 克），猪肉炒白菜（瘦猪肉 50 克，芹菜 10 克，圆白菜 100 克），豆腐炖油菜（豆腐 25 克，油菜 200 克）。

晚餐：白米饭 100 克，清蒸黄花鱼（鱼 75 克），红椒炒菜花（红椒 100 克，菜花 100 克）。

午餐、晚餐烹饪用油各 10 克，每餐食盐少于 3 克。

点评：这种饮食方案是正确的。烹饪方式采用清蒸、清炒、炖等比较健康的方式，应继续保持。

高脂血症患者饮食调养

高脂血症是一种常见的慢性疾病，防重于治。高脂血症合并其他并发症对健康危害较大，所以在生活中一定要注意调整生活方式，养成良好的生活习惯，多运动，在饮食方面注意调养。

关于高脂血症您知道多少

1. 什么是高脂血症

高脂血症是指血浆内的脂质高于正常值，通常是指血浆中的总胆固醇和/或甘油三酯升高、低密度脂蛋白胆固醇升高，同时可伴有高密度脂蛋白胆固醇降低。高脂血症发病比较隐匿，一般无明显表现，因此也被称为隐形杀手。其中，低密度脂蛋白胆固醇升高可引起一些严重危害人体健康的疾病，如动脉粥样硬化性心血管疾病（包括冠心病、缺血性心肌病、缺血性脑卒中、短暂性脑缺血发作等）。

引起高脂血症的常见危险因素如下。

（1）饮食不合理：饮食中脂肪过多是常见的引起高脂血症的非病理因素，从胃肠道吸收的脂蛋白大大增加，从而促进高脂血症的发生。

（2）吸烟：烟草中的尼古丁和一氧化碳等可导致总胆固醇升高。尼古丁使体内游离脂肪酸增加，游离脂肪酸涌入肝脏，刺激肝脏大量合成总胆固醇和极低密度脂蛋白胆固醇，同时还抑制肝脏微粒体的合成，并导致高密度脂蛋白胆固醇降低和促进血小板聚集，造成血管内皮祖细胞减少，不利于微血管新生和损伤的

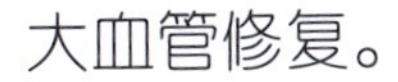

大血管修复。

（3）饮酒：由于长期饮酒或酗酒，乙醇刺激人体脂肪组织的脂解作用，使体内脂蛋白脂酶的活力降低，从而使总胆固醇的分解代谢速度减慢，肝脏合成的内源性甘油三酯增加，血液中低密度脂蛋白胆固醇的浓度增高，最终导致血脂异常的发生。

（4）年龄：根据相关的研究显示，血脂含量会随着年龄增长呈现升高的趋势，老年人的血脂含量普遍要高于年轻人，这可能与人体部分功能随着年龄增长而减退有关。

（5）遗传：极少部分高脂血症表现为家族性发病，这与遗传基因缺陷有关。这部分人群由于体内与甘油三酯、胆固醇代谢有关的基因存在缺陷，比一般人患高脂血症的风险要高。

（6）高血压、糖尿病、高尿酸血症：高血压患者服用的利尿剂、β 受体阻滞剂等降压药物可能引起继发性血脂升高。糖尿病患者脂质代谢异常较正常人明显，在糖代谢紊乱的同时伴有脂代谢紊乱，糖尿病患者血糖浓度明显升高时，通过体内一系列代谢反应，使得血液中总胆固醇、甘油三酯、低密度脂蛋白胆固醇含量增加。有研究显示高尿酸血症与高血压、高脂血症、糖尿病密切相关，其互为因果，相互促进。

（7）超重和肥胖：有研究证实，超重和肥胖均是血脂代谢异常的危险因素。高脂血症的患病率随着 BMI 的升高而呈上升趋势。

（8）药物因素：长期服用糖皮质激素或降糖药物，也会导致人体的脂质代谢出现紊乱，从而引发高脂血症。

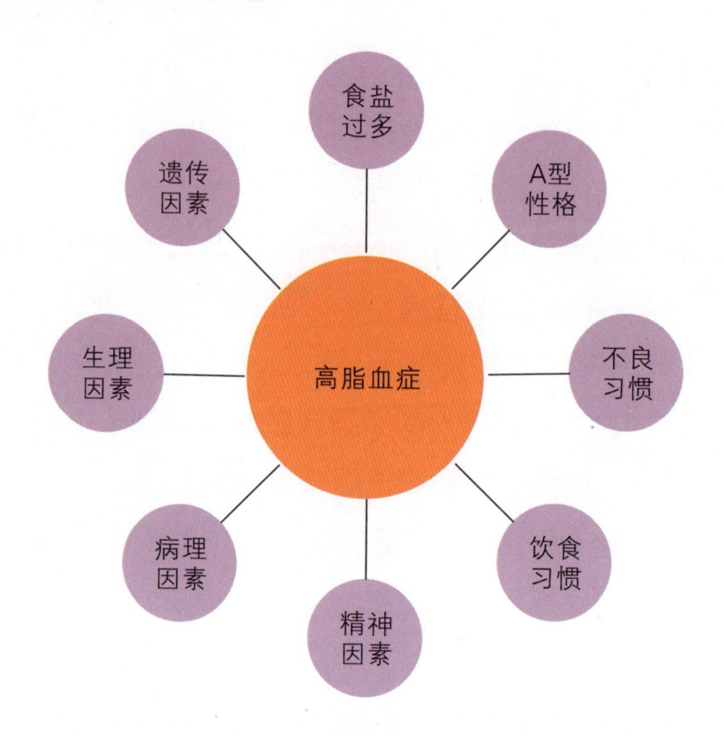

2. 哪类人群易得高脂血症

老年人、有高脂血症家族史、肥胖、饮食不均衡、缺少运动、吸烟、喝酒、高血压、糖尿病、服用糖皮质激素等药物、易怒、暴躁等人群易得高脂血症。

3. 高脂血症的具体表现

（1）肥胖：肥胖是由于脂肪堆积造成的，患高脂血症往往会伴随着肥胖、体重增加，但肥胖者并不绝对会发生高脂血症。

（2）头晕：高脂血症会导致血液黏稠度高、血流相对减慢，血液向大脑及其他重要器官组织供氧可能不足，从而出现头晕、四肢麻木、胸闷、胸痛的症状，并且这些症状容易与其他疾病的表现混淆。

（3）冠心病：冠心病全称为冠状动脉粥样硬化性心脏病，是因为血脂过高导致杂质在血管中沉积，可能导致心脏血管壁

病变。

（4）血管疾病：高脂血症除了引起冠心病，还会引起其他动脉血管的病变。严重时会发生心绞痛、心肌梗死和脑卒中等疾病。

4. 高脂血症会带来哪些危害

（1）高脂血症会导致肝功能损伤，长期高脂血症会导致脂肪肝，随后导致肝硬化，损害肝功能。

（2）高脂血症会导致冠心病，当人体由于长期高脂血症形成动脉粥样硬化后，使冠状动脉内血流量减少、血管腔变窄，心肌供血量减少，造成心肌缺血，导致心绞痛，形成冠心病。

（3）高脂血症会导致高血压，人一旦得了高血压，会使血管经常处于痉挛状态进而发生硬化；而脑血管在硬化后内皮受损，导致血管破裂，发生出血性脑卒中，血液中的各种栓子随血液进入颅内动脉系统，导致血管腔急性闭塞，引起相应供血区组织缺血性坏死。

5. 饮食治疗为什么重要

大量研究表明，高脂血症是脑卒中、冠心病、心肌梗死、猝死的危险因素。高脂血症还会导致其他疾病，因此，我们要重视高脂血症的危害。

高脂血症的治疗包括药物治疗和非药物治疗。大多数药物虽然降脂效果明显，但同时也有各种不同的毒副作用，还会增加患者的经济负担。饮食治疗是非药物治疗中最重要的一种，事实证明饮食治疗在控制高脂血症患者血脂水平中作用显著。

怎样通过正确饮食来治疗高脂血症

1. 高脂血症患者饮食治疗的基本原则

（1）多喝水：高脂血症患者血液黏稠度增高、血流速度减慢，促使血小板在局部沉积易形成血栓。多喝水有利于稀释血液、降低血液黏稠度，保持体内血液循环顺畅。

（2）多吃蔬菜，控制主食，水果适量：蔬菜以叶子菜为主，吃蔬菜要“好色”，绿叶的白菜、油菜、菠菜，深色的紫甘蓝、茄子、胡萝卜等都是很好的选择。

（3）少喝咖啡：咖啡因会增加体内的胆固醇，因此应注意尽量少喝咖啡，并禁服含有咖啡因的药物。

（4）常吃奶类、豆类及其制品：奶类含丰富的优质蛋白和维生素，高脂血症患者应选择低脂奶或脱脂奶。豆类是我国的传统食品，含丰富的蛋白质、不饱和脂肪酸、维生素 B_1、维生素 B_2、烟酸等。

（5）少吃食盐：饮食要清淡，食用过多食盐或高盐食品会为高脂血症的发生埋下隐患。

（6）少吃动物内脏、动物脂肪及甜食。

（7）注意烹调方式：做饭宜选择凉拌、清炒、煮、炖、蒸等少油的烹调方式，少用动物油，限用植物油，每天烹调用植物油不超过 20 毫升。

2. 食物的选择

宜用食物

紫菜	海藻	茼蒿菜	芦笋	西兰花	槐花
紫甘蓝	苦菊	油麦菜	芦荟	枸杞菜	蒲菜
马齿苋	包菜	莼菜	藕	牛蒡	荸荠
藕带	慈姑	苦瓜	丝瓜	西葫芦	葫芦
佛手瓜	平菇	金针菇	口蘑	银耳	猴头菇
鸡腿菇	雪莲菌	荷叶	苜蓿	洋葱	毛豆
苹果	香蕉	柠檬	草莓	山楂	梨
杏	李子	猕猴桃	柚子	柿子	葡萄
樱桃	西瓜	木瓜	火龙果	无花果	西瓜皮
桑葚	桃子	金橘	杨梅	蓝莓	橘子
杨桃	百香果	甘蔗	橙子	山竹	雪莲果
番石榴	红枣	玉米	鱼腥草	酸奶	雪梨
黑豆苗	鸡肉	萝卜苗	人参果	血橙	石花菜
瘦肉	鱼肉	海茸	黑加仑	黑枣	蛇瓜
血红菇	根芹	大薯	洋姜	辣椒	椰汁

忌用食物

猪蹄	五花肉	猪肝	猪大肠	鸡血
腊肉	香肠	咸肉	午餐肉	咸鸭蛋
松花蛋	黄油	鱼子	椰子	芥末
猪油	巧克力	黄酒	白酒	狗肉
啤酒	油条	冰激凌	猪油渣	红酒
鸡蛋黄	金糕	香蕉片	蟹黄	猪肉脯
香肚	牛髓	小泥肠	炸肉	牛脑

来看看他们的三餐是怎么吃的，您认为他们吃得对不对

案例

案例 1：王某，男，48 岁，患高脂血症 1 年……

早餐：牛奶（鲜牛奶 250 克），馒头（面粉 50 克），拍黄瓜（黄瓜 10 克）。

午餐：软米饭（大米 100 克），洋葱拌木耳（洋葱 100 克，木耳 15 克）。

晚餐：燕麦粥（燕麦 15 克，大米 200 克），花卷（面粉 50 克），素炒蘑菇（蘑菇 150 克），三文鱼头豆腐汤（鱼头 100 克，豆腐 200 克）。

点评：这种饮食方案符合高脂血症患者的饮食原则。三餐中均无油腻食物，且食物的烹饪方法多选择蒸、煮。应继续保持，并遵医嘱进行其他治疗。

案例

案例 2：王女士，48 岁，患高脂血症 2 年……

早餐：海参小米粥（小米 80 克，海参 15 克），洋葱拌木耳（洋葱 100 克，木耳 15 克）。

午餐：软米饭（大米 100 克），腊肉莲藕汤（腊肉 200 克，莲藕 200 克），炒苦瓜片（苦瓜 200 克）。

晚餐：裙带菜粥（裙带菜 50 克，大米 200 克），素炒蘑菇（蘑菇 150 克）。

点评：这种饮食方案总体可行，但需优化。腊肉脂肪含量高，不适合高脂血症患者食用，可将腊肉替换为瘦肉或豆腐，并避免食用汤上层漂浮的油花。

高脂血症患者日常饮食应选择合适的食材，并量化设计菜谱，调整饮食结构。此外再配合一定的运动量，长期坚持，可逐步改善高脂血症的情况。

痛风、高尿酸血症患者饮食调养

目前痛风已经成为我国仅次于糖尿病的第二大代谢类疾病，并且逐渐出现低龄化的趋势，严重威胁着人们的健康。通过饮食调节，我们可以预防痛风、高尿酸血症的发生或避免病情加重。

关于痛风、高尿酸血症您知道多少

1. 什么是痛风和高尿酸血症

痛风是一种单钠尿酸盐沉积所致的晶体相关性关节病，与嘌呤代谢紊乱和/或尿酸排泄减少所致的高尿酸血症直接相关，也就是说痛风患者都有高尿酸血症的基础。而高尿酸血症患者中有单钠尿酸盐沉积的表现，才能叫痛风。

痛风具有并发症多、病程长、发作剧烈等特点，且痛风目前无法治愈。我们可以根据症状及特征区分痛风的不同时期。

（1）无症状期（高尿酸血症）：患者血中尿酸浓度升高但并没有出现临床上的关节炎症状。

（2）急性痛风性关节炎期：患者会突然出现关节剧烈疼痛，多发生在夜间睡眠中，患者会因疼痛而惊醒。最常见的是在脚趾关节，关节周围皮肤发红，明显肿胀，皮肤温度升高，疼痛剧烈难忍，常常有关节活动障碍。

（3）间歇期：间歇期是第一次痛风发作缓解到下一次痛风发作之间的阶段。在这个时期有些患者受侵犯的关节周围皮肤出现脱屑和瘙痒，这也是痛风特有的表现。

（4）慢性痛风性关节炎期：这个时期关节炎发作越来越频繁，间歇期越来越短，疼痛日渐加剧，甚至在发作之后不能得到完全缓解。此时，患者将会开始出现关节畸形、活动受限和痛风石，长期得不到控制的患者可能会出现肾功能损伤，甚至肾衰竭。

2. 哪类人群易得此病

体形肥胖的中年男性、绝经后女性、有痛风家族史、有长期高尿酸血症史、长期暴饮暴食者、长期精神压力大者，这些人群痛风、高尿酸血症的发病率较高。导致这些人群疾病高发的原因主要是尿酸排泄紊乱、过度饮食增加了尿酸的产生或者减少了尿酸的排出。所以我们需要重新检视自己的生活及饮食习惯，及时调整、改进，适当运动，才能给自己一个“不痛”的明天。

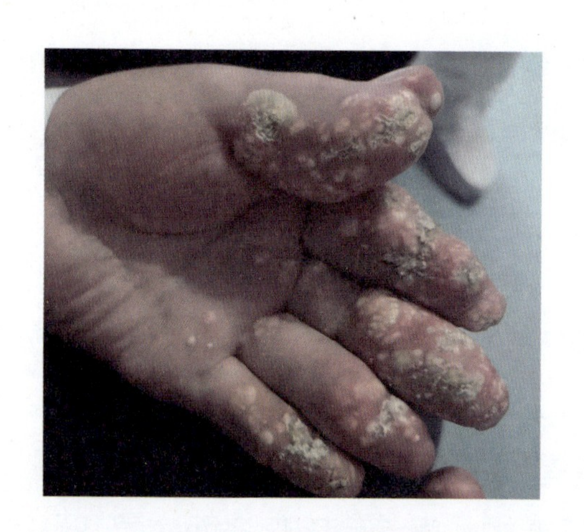

3. 痛风、高尿酸血症会带来哪些危害

痛风是一种常见且复杂的关节炎类型，各个年龄段均可能罹患本病，而男性发病率高于女性和儿童。痛风患者最怕的就是一系列的并发症，这些并发症对患者健康有很大的危害。

（1）高血糖、高脂血症和高尿酸并发出现：高甘油三酯血症（HTG）是我国发病率较高的高脂血症。随着人们饮食结构的改变，HTG 发病率也逐年上升。HTG 不仅可以伴发高尿酸血症，还可以引发糖代谢异常，进一步加重冠心病、动脉硬化、糖尿病等。高脂血症引发高尿酸败血症的概率较大。

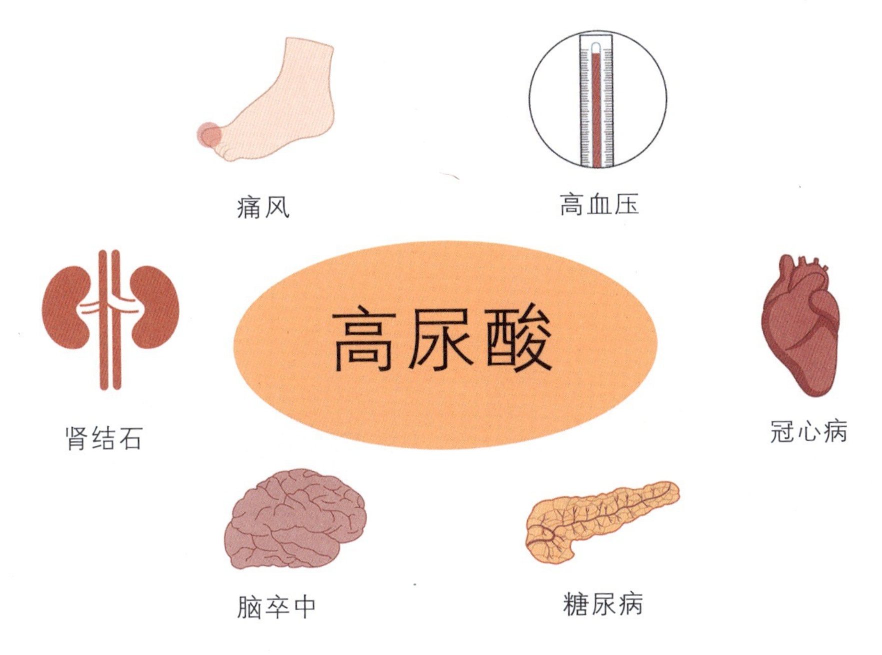

（2）损伤肾脏：痛风患者体内的尿酸含量较高，大量的尿酸盐在肾脏内沉积，最终导致肾脏病变。据世界卫生组织统计，1/4 的痛风患者会出现肾衰竭，进而发展为严重的尿毒症。

（3）关节功能障碍甚至残疾：痛风患者体内的尿酸含量升高，尿酸会形成结晶沉积在关节、皮肤、血管等部位，容易出现炎症。痛风反复发作导致慢性痛风性关节炎，又会导致发作更加频繁，间歇期缩短。疼痛逐渐加剧，以膝关节、踝关节、肘关节受累多见，严重者可累及肩关节、髋关节、脊柱，很容易诱发关节的破坏与畸形，导致残疾。

（4）痛风石：痛风石的形成是长期高尿酸血症引起的组织损伤的结果，是痛风的特征性病变；痛风石沉积在关节囊，影响关节活动；可导致骨“凿孔”样损害，严重者可导致骨折。痛风石破溃后，不易愈合，极易导致截肢。

（5）危及生命：单纯的高尿酸血症及一般的痛风性关节炎发作，本身并不会直接造成患者死亡，往往是因为并发其他疾病导致严重后果。比如痛风造成的肾脏病变，少数痛风患者在痛风急性发作时血尿酸明显升高，可在短期内发生急性肾衰竭而导致死亡。

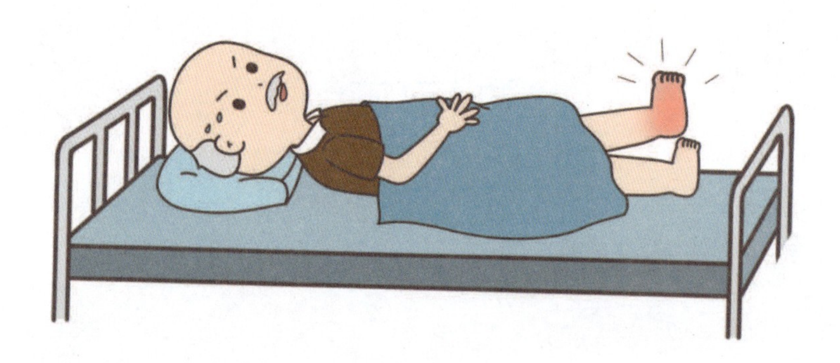

定期的检查很关键，只有早预防、早发现、早治疗，才能尽可能地减少痛风和高尿酸血症的危害。

4. 饮食治疗为什么重要

痛风、高尿酸血症对人体的危害非常大，疾病的发生和发展与不良的饮食习惯有着密切的关系，过量饮酒、摄入过多的脂肪类、高蛋白类食物，都非常容易导致痛风和高尿酸血症的发生。

对痛风和高尿酸血症应该引起足够的重视，从调整饮食做起，这对有效预防和治疗痛风及高尿酸血症是切实可行的。

痛风早期患者，主要是体内的嘌呤代谢障碍导致的尿酸升高，通过积极地控制饮食，是可以将尿酸维持在正常水平的。均衡营养，避免过量饮酒，多吃有益身体的蔬菜、水果等，是有效预防痛风和高尿酸血症的关键。

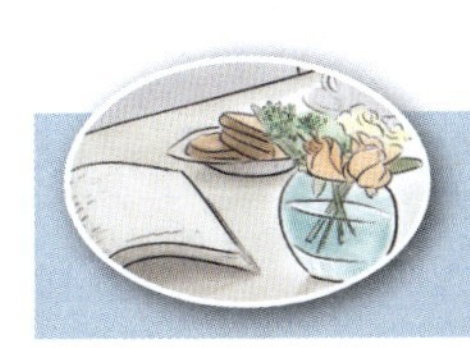

怎样通过正确饮食来治疗痛风和高尿酸血症

1. 痛风和高尿酸血症患者饮食治疗的基本原则

痛风和高尿酸血症患者饮食的基本原则：低嘌呤、低蛋白、低脂肪、低热量饮食，多喝水，同时应禁酒，合理选择烹调方式与调味品，减少糖类的摄入，坚持低盐饮食。

高嘌呤
高蛋白 NO!

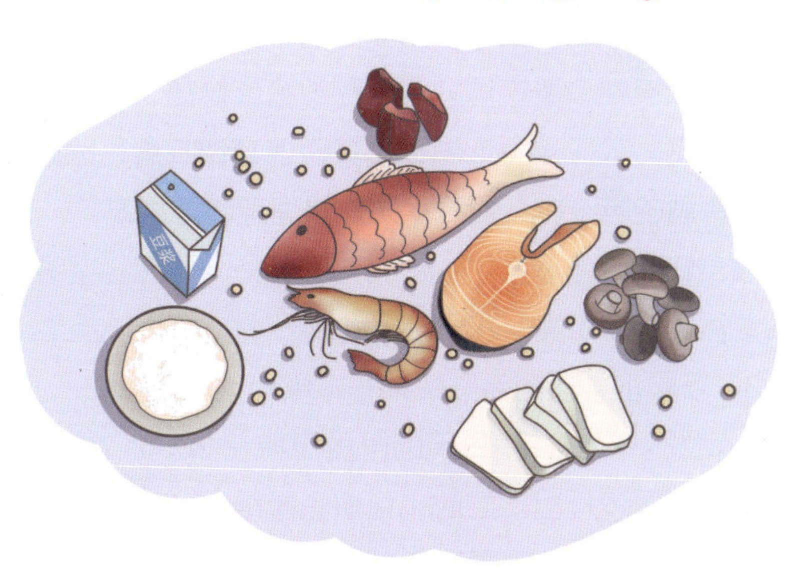

（1）限制高嘌呤食物的摄入

①限制蛋白质及肉类的摄入，标准体重患者蛋白质可按每天每千克体重 0.8~1.0 克供给，以植物蛋白为主。动物蛋白可选用牛奶、鸡蛋，因这类物质不含核蛋白，可在蛋白质供给量允许范围内选用。

②限制动物内脏的摄入，如猪、牛、鸡等的肝、肾、胃、脑等，动物内脏的嘌呤含量极高。有研究表明，每 100 克动物内脏中含有嘌呤 150~1000 毫克。因此应避免摄入，以减少诱发痛风的风险。

③减少海产品的摄入，如沙丁鱼、凤尾鱼、蛤蜊等富含嘌呤的海产品。有研究显示，每天海产品摄入量超过 50 克比小于 15 克者发生高尿酸血症的危险性增加 1.92 倍。

④减少黄豆及豆制品类食物的摄入，有研究证实，该类食物富含嘌呤，每 100 克含有嘌呤 90~100 毫克。

⑤禁酒，饮酒易使体内乳酸堆积，乳酸对尿酸的排泄有竞争性抑制作用。一次大量饮酒，可使血清尿酸含量明显升高，诱发痛风的发作。慢性少量饮酒会导致嘌呤合成增加，升高血清和尿液中尿酸水平，故应避免饮酒，尤其应该禁饮啤酒，因为啤酒比白酒和葡萄酒的嘌呤含量更高，尤其是鸟嘌呤含量高。

一般食物嘌呤含量排序：动物内脏、鱼 > 干豆、坚果、肉 > 叶子菜 > 谷类 > 淀粉类、水果。

（2）多喝水，多吃新鲜蔬菜和水果

①一定要多喝水，使每天的尿量保持在 2000~2500 毫升，有助于尿酸随尿液排出。同时也可避免肾结石。以白开水、矿泉水为主，果汁、西瓜、绿豆汤、冬瓜汤等也有清热利尿的功效。

②如果您的肾功能良好，可以适当饮用碱性饮料，如小苏打水，每天喝 3 次，以碱化尿液并增加尿酸盐的排泄。或用玉米须、丝瓜络煎汤代茶饮也有类似功效。

③喝水时间应该选择在三餐之间，避免因饭后大量喝水而导致胃胀。一次不要喝太多水，100 毫升左右，每隔十几分钟喝一次。也可以在睡前或半夜喝水，以防尿液浓缩，避免尿酸性尿路结石的发生。

（3）多吃碱性蔬菜和水果：如青菜、红萝卜、黄瓜、番茄、白菜、橙子、橘子、苹果、梨、桃子、西瓜、哈密瓜、香蕉等，这些蔬菜和水果嘌呤含量较少又属于碱性食物，可让尿液 pH 保持在 6.6 左右，此时几乎所有的尿酸盐都呈溶解状态，利于排出。夏季可多吃西瓜、冬瓜等，既可消热解暑，又有利尿作用，有利于尿酸的排出。

（4）限脂、限盐、限果糖

①喜欢重口味的朋友要注意了，高脂高盐饮食会抑制尿酸的排泄，所以应该选择每天脂肪总量少于 50 克，食盐总量少于 6 克（约 1 啤酒瓶盖）的低盐低脂饮食。

②喜欢吃甜食的朋友要注意了，应尽量少吃蔗糖或甜菜糖，因为它们分解后一半会成为果糖，而果糖能增加尿酸生成。蜂蜜的果糖含量也较高，不宜食用。

（5）注意食物的烹调方法：合理的烹调方法，可以减少食物中的嘌呤含量。吃肉时先将肉煮熟，将汤弃去后再进行烹调。辣椒、芥末、生姜等调料，均能兴奋自主神经，诱使痛风急性发作，应尽量避免食用。

除了调整饮食，还应注意以下两点。

①减重：肥胖患者需要减重，使 BMI 达到理想水平。减重有助于降低血液中的尿酸水平，同时还会降低痛风患者的心脏疾病和脑卒中的发病风险。不要尝试快速减肥餐，快速减肥反而可能引发痛风发作。

②适当运动：适当运动可以预防痛风发作。鼓励大家日常坚持合理的运动。一般以中等强度运动、微微出汗为宜。

2. 食物的选择

宜用食物

嘌呤含量少于 50mg/100g 的食物。

可吃的低嘌呤类食物

大米	玉米	小米	大麦	小麦	燕麦
荞麦	面粉	玉米面	馒头	面包	饼干
蛋糕	淀粉	通心粉	马铃薯	红薯	粉丝
牛奶	奶粉	鸡蛋	鸭蛋	皮蛋	卷心菜
莴笋	青菜	白菜	苋菜	芹菜	茼蒿菜
番茄	茄子	韭菜	南瓜	黄瓜	冬瓜
丝瓜	紫甘蓝	葫芦	苦瓜	胡萝卜	萝卜干
洋葱	葱	苹果	梨	芒果	香蕉
桃子	李子	橘子	葡萄	石榴	西瓜
香瓜	菠萝	枇杷	木瓜	木耳	红枣
黑枣	核桃	榛子	植物油	菠萝蜜	紫晶藻
黑加仑	黑枣	蛇瓜	血红菇	根芹	大薯

忌用食物

禁用嘌呤含量高于 150mg/100g 的食物。

忌吃的高嘌呤食物

黄豆	扁豆	紫菜	香菇	动物肝脏
动物肺	动物肠	动物肾	动物胃	动物心脏
动物脑	动物胰	肉脯	浓肉汤	肉馅
带鱼	贝壳	螺丝	虾类	海参
香椿头	芦蒿	啤酒	白酒	黄酒

3. 在疾病不同时期的饮食治疗原则

（1）急性期：严格限制嘌呤摄入，可选择低嘌呤含量的食物。只能食用牛奶、鸡蛋、精制面粉、蔬菜，大量喝水及适量吃水果。禁食一切肉类及其他嘌呤含量丰富的食物，可采用严格低嘌呤的半流质膳食、软饭或普通饭。

（2）缓解期：视病情可限量选用中等嘌呤含量的食物。在全天蛋白质摄入量范围内，牛奶、鸡蛋蛋白作为优选。全鸡蛋每天限用 1 个。瘦肉类每天少于 100 克，可采用水煮畜肉类，弃汤食肉可减少嘌呤摄入。严禁一次吃过多的肉类及其他嘌呤含量丰富的食物，如动物内脏类、浓肉汤类、沙丁鱼等。少用或不用含嘌呤多的蔬菜，如龙须菜、菠菜、蘑菇、鲜豌豆等。其他可选用精制米面及含嘌呤少的蔬菜（多选用黄绿色蔬菜和水果等）。

痛风患者在急性期和缓解期，均应禁食高嘌呤食物。

来看看他们的三餐是怎么吃的，您认为他们吃得对不对

案例

案例 1： 李先生，60 岁，既往痛风病史 8 年，合并高血压、糖尿病等。10 天前进食海鲜后于当晚足部大踇趾肿痛突然发作，并逐渐加重，一夜未眠，次日清晨到医院急诊科就诊……

入院后一日内饮食如下：

[鸡蛋（1 个）+ 牛奶（250 毫升）+ 馒头（面粉 50 克）+ 低嘌呤蔬菜 150 克] ×3 顿饭

点评： 这种饮食方案是正确的。痛风急性发作期应严格限制嘌呤摄入量，总量控制在每天 150 毫克以内，禁肉类食物，可选择嘌呤含量很少的食物。此案例饮食方案符合急性发作期饮食原则，应继续保持，并遵医嘱进行治疗，直至急性期症状缓解。

案例

案例2：王女士，48岁，既往痛风病史2年，偶有关节肿胀、肌肉酸痛……

早餐：牛奶（250毫升），馒头（面粉50克），拍黄瓜（黄瓜10克）。

午餐：软米饭（大米100克），肉片炒萝卜（萝卜100克，木耳5克，水煮过的肉片75克）。

晚餐：红枣大米粥（干红枣15克，大米500克），花卷（面粉50克），西葫芦炒鸡蛋（西葫芦150克，鸡蛋50克），醋熘土豆丝（土豆200克）。

全天烹调用油30克。

点评：这种饮食方案是正确的。痛风缓解期应平衡膳食，应禁食嘌呤含量高的食物，有限制地选用中等嘌呤含量的食物，自由进食低嘌呤含量的食物。在烹调的时候先用宽汤生煮，可使50%左右的嘌呤溶解在汤内，然后弃汤食用，以减少嘌呤的摄入量。此案例的饮食方案中，选用水煮过的肉片做菜是符合要求的。

甲状腺功能亢进患者饮食调养

甲状腺疾病是内分泌系统最常见的疾病之一，任何年龄均可发病，以女性多见，常引起临床各学科的关注，其中又以甲状腺功能亢进（甲亢）最多见。甲亢是一种全身性疾病，发病原因与睡眠不足、精神压力大等有关。甲亢具有家族遗传性，尤其是甲亢女性的后代更容易患甲亢，是世界性疑难病，严重危害着患者的身体健康，影响患者的日常工作与生活。除了早期发现、早期用药以外，生活中也应多关注饮食调理，以保证治疗效果，促进患者早日康复。

关于甲亢您知道多少

1. 什么是甲亢

甲亢是由于甲状腺合成并释放过多的甲状腺激素，造成机体代谢亢进和交感神经兴奋，引起心悸、出汗、进食增多、便次增多和体重减少的病症。多数患者还常常伴有突眼、眼睑水肿、视力减退等症状。

2. 疾病发展带来的危害

（1）高代谢综合征：疲乏无力、怕热多汗等。

（2）神经系统：注意力不集中、记忆力下降，失眠、易激动、性情暴躁，手、眼睑、四肢震颤、腱反射亢进等。

（3）心血管系统：心悸、胸闷等，病程较长者，可合并甲状腺功能亢进性心脏病，出现血压升高、心律失常等。

（4）消化系统：胃肠蠕动变快、消化不良导致排便增多、食欲亢进却体重减少，严重者，出现肝大、肝功能异常等。

（5）肌肉与骨骼：肌肉无力、肌肉萎缩、骨质疏松等。

（6）生殖系统：女性月经减少、经期不规律；男性出现阳痿、乳房发育等症状。

（7）造血系统：白细胞减少、贫血、血小板减少等。

（8）其他：甲状腺弥漫性肿大、眼球突出、胫前黏液性水肿等。

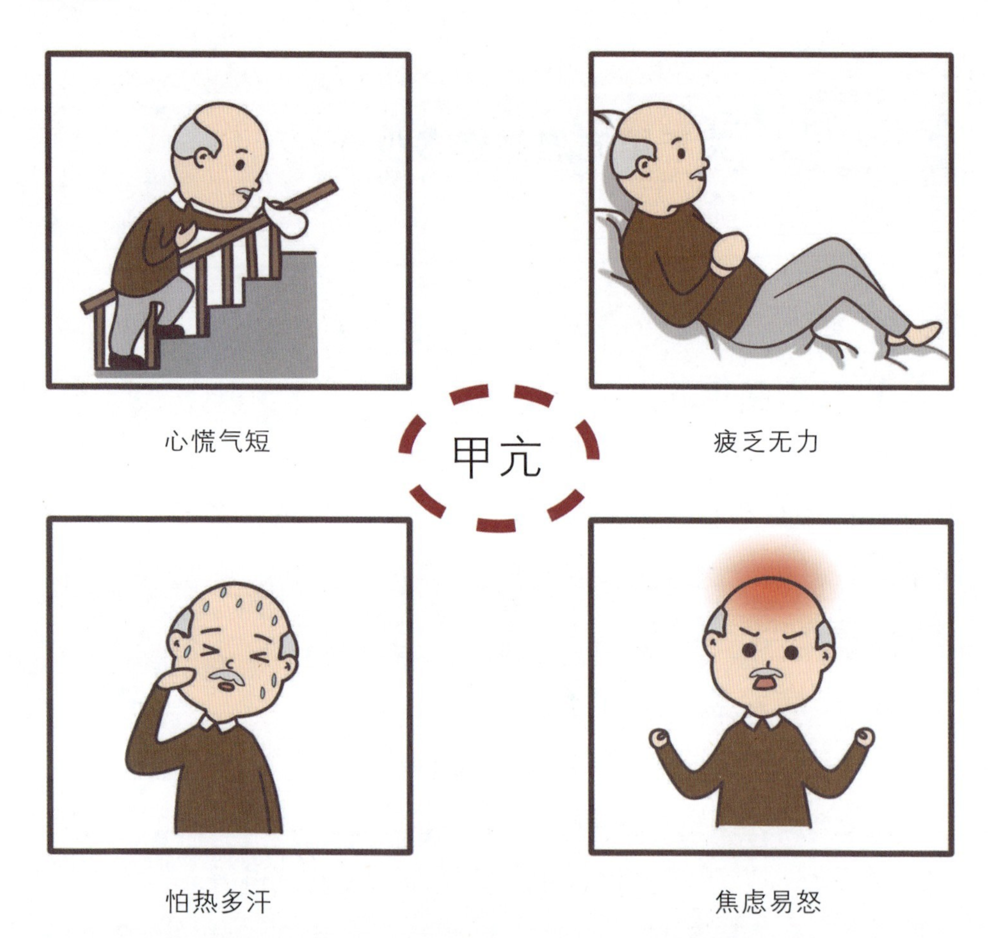

3. 饮食治疗为什么重要

在甲亢的调养过程中，患者的饮食尤其重要。因为甲亢患者代谢亢进，营养物质需求量明显增加。如果营养补充不足，消瘦会更加明显，甚至出现类似晚期癌症的症状。因此，饮食是否得当十分重要。

怎样通过正确饮食来治疗甲亢

1. 甲亢患者饮食治疗的基本原则

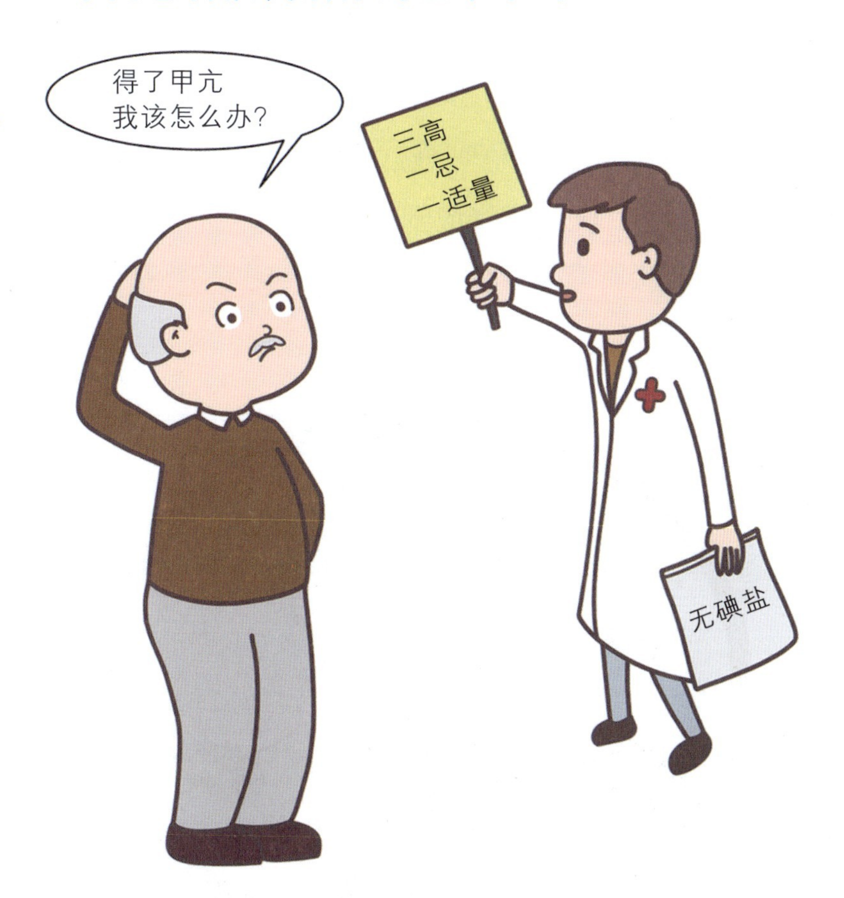

三高一忌一适量：高热量、高蛋白、高维生素饮食，忌碘饮

食，适量矿物质。

（1）高热量：甲亢患者代谢较快，能量消耗多，需结合临床治疗需要和患者进食情况而定。一般较正常人增加 30%~80%的饮食，每天可供给 3000~3500 千卡的热量。

（2）高蛋白：一般每天每千克体重供给 1.5~2 克蛋白质。

（3）高维生素：主要补充 B 族维生素和维生素 C、维生素 D。

（4）忌碘饮食：碘是合成甲状腺激素的一个重要元素，在一定量的限度内，甲状腺激素的合成量随碘剂量的增加而增加；如果碘剂量超过限度，则暂时性抑制甲状腺激素的合成和释放，使患者症状迅速缓解，但这种抑制是暂时性的。如果长期服用高碘食物或药物，则甲状腺对碘的“抑制”作用产生“适应”，甲状腺激素的合成重新加速，甲状腺内的甲状腺激素的积存与日俱增，大量积存的甲状腺激素释放到血液中，引起甲亢复发或加重。所以甲亢患者应少吃或不吃含碘多的食物，如紫菜、海带、虾类等。

（5）适量矿物质：主要为钾、镁、钙等。

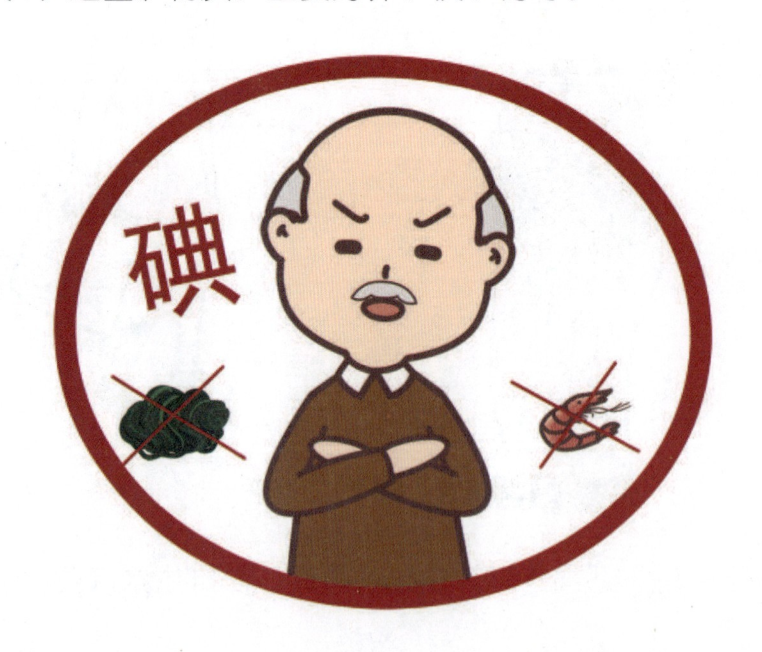

甲亢患者消化吸收能力差，所以要少量多餐，不能暴饮暴食。忌辛辣、烟酒。甲亢患者代谢旺盛、胃肠蠕动快，易出现多汗、腹泻等症状，平时要多喝水，忌咖啡、浓茶、功能性饮料，避免进食过多粗纤维食物。

2. 食物的选择

宜用食物

含淀粉食物：患有甲亢的人适宜吃含有淀粉的食物，如馒头、大米等，可以供给热量，纠正过度消耗。

多吃富含高蛋白的食物，如牛肉、鸡肉、瘦猪肉、鱼、牛奶等；出现低钾，手足颤抖时，可多吃苹果。另外，花生、紫苏、白芥子都有抑制甲状腺激素合成的作用。

富含维生素的食物：多吃富含维生素（A、B、C、D）的蔬菜、水果、坚果（花生、瓜子、松子、杏仁等），动物内脏、蛋黄、奶制品、胡萝卜。

高钙食品：牛奶、豆制品等。

动物性食品：瘦猪肉、牛肉、鹅肉、鸭肉、甲鱼、鳝鱼、鲫鱼、黑鱼、鲢鱼、泥鳅、乌贼等。

饮品：胖大海茶、决明子茶、荷叶茶等。

忌用食物

不能吃含碘食物如海带、紫菜、发菜、加碘食盐等。禁忌辛辣刺激食物，如辣椒、生葱、生蒜、浓茶、咖啡、烟酒等。

来看看他们的三餐是怎么吃的，您认为他们吃得对不对

案例

案例1：李某，男，35岁，患有甲亢2年，病情稳定……

早餐：水果燕麦粥（350克），红枣（15克），核桃（15克），鸡蛋（80克）。

加餐：香蕉（100克），花生（50克），松子（50克）。

午餐：杂粮饭（大米50克、小米30克、大麦40克、黑米40克），瘦肉烧冬瓜（瘦猪肉150克、冬瓜150克），清炒玉米粒（玉米粒200克），西红柿鸡蛋汤（西红柿80克、鸡蛋50克）。

加餐：凉拌金针菇（金针菇150克），山药莲藕汤（山药100克、莲藕150克），馒头（50克）。

晚餐：米饭（大米130克），木耳炒肉丝（木耳50克、瘦猪肉100克），清炒丝瓜（丝瓜200克）。

点评：此方案符合甲亢患者的饮食原则，应继续保持。

案例

案例 2：王女士，30 岁，甲亢早期，怕热，皮肤潮湿、多汗……

早餐：豆浆（250 克），素馅包子（白菜 60 克、面粉 150 克），鸡蛋（80 克）。

午餐：米饭（大米 130 克），家常豆腐（豆腐 200 克），海带排骨汤（海带 150 克、排骨 250 克），酱牛肉（牛肉 200 克）。

晚餐：杂粮饭（大米 50 克、小米 30 克、大麦 40 克、黑米 40 克），香干肉片（豆干 100 克、瘦猪肉 100 克），果仁菠菜（花生 30 克、菠菜 300 克）。

点评：此案例饮食方案部分违反饮食治疗原则，需优化。患者处于疾病早期，症状明显，应忌食含碘食物，如海带。可将午餐中的海带排骨汤改为豆腐排骨汤，且患者应少量多餐。

消化性溃疡患者饮食调养

消化性溃疡是全球性的多发病，约 10% 的人得过此病。消化性溃疡的发生发展与患者的饮食密切相关，因此通过饮食调整来延缓疾病进展有重要意义。

关于消化性溃疡您知道多少

1. 什么是消化性溃疡

消化性溃疡主要指发生在胃和十二指肠的慢性溃疡，包括胃溃疡和十二指肠溃疡。其发生是由于对胃、十二指肠黏膜有损害作用的侵袭因素与黏膜自身防御/修复因素之间失去平衡的结果，简单来说，就是“敌强”或“我弱”，或是“敌强我弱”两者都有。具体原因如下。

（1）幽门螺杆菌感染。

（2）非甾体抗炎药、糖皮质激素等药物的长期或过量使用（这类药物包括阿司匹林、吲哚美辛、布洛芬和双氯芬酸钠等）。

（3）胃酸和胃蛋白酶：消化性溃疡的最终形成是由于胃酸/胃蛋白酶对黏膜自身消化所致。当致病因素导致胃酸分泌过多或胃蛋白酶失去活性时，则胃酸与胃蛋白酶两者对胃黏膜的侵袭作用与黏膜屏障防御能力失去平衡，引起对胃黏膜自身消化，出现溃疡。

（4）其他因素：长期吸烟，大量饮酒，遗传，精神因素（长期精神紧张、焦虑或过度劳累等）都是消化性溃疡的诱发因素。

2. 哪类人群易得此病

长期抽烟、酗酒、精神压力大且紧张、焦虑者，家族遗传以及长期进食刺激性食物者，青壮年男性，这些人群都容易得消化性溃疡。

3. 消化性溃疡发生的表现和特征

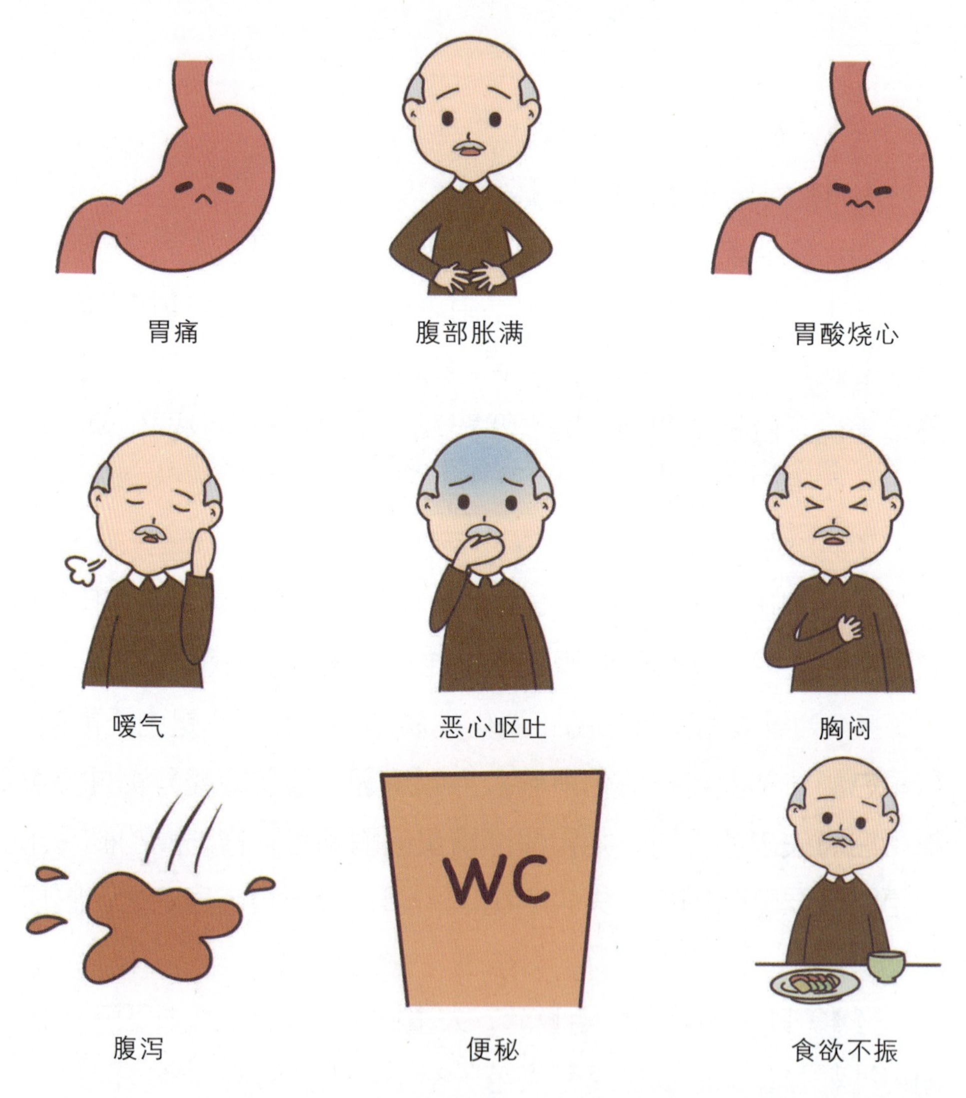

消化性溃疡的典型表现为腹痛，可为钝痛、灼痛、胀痛、剧

痛或饥饿样不适。特点：①慢性病程，病程可达数年至数十年；②反复或周期性发作，发作与自发缓解相交替，发作期可为数周或数月，发作呈季节性，典型者多在秋冬或冬春之交发病，可因情绪不良或过度劳累而诱发；③发作时有与进食相关的节律性上腹痛，胃溃疡呈进食后痛，十二指肠溃疡多表现为空腹痛、午夜痛，进餐可缓解；④服用抑酸和抗酸剂可缓解。

部分患者无上述症状，而仅表现为无规律性的上腹隐痛不适，或是胃痛、腹部胀满、胃酸烧心、嗳气、恶心呕吐、胸闷、腹泻、便秘、食欲不振等症状；还有一些患者可无这些症状，首发症状即为出血、穿孔等并发症。

4. 疾病发展带来的危害

消化性溃疡是全球性的常见病，可发生于任何年龄段，男性多于女性，十二指肠溃疡多好发于青壮年，胃溃疡多好发于中老年人。长期吸烟、过量饮酒、情绪容易波动的人群更易发生消化性溃疡。

消化性溃疡持续发展，会带来许多严重的并发症。

（1）出血：轻者仅为黑粪、呕血，严重者可出现低血容量性休克。

（2）穿孔：溃疡穿孔在临床上可分为急性、亚急性和慢性穿孔。急性穿孔最为常见，常引起剧烈腹痛，引发急性弥漫性腹膜炎，严重者可出现休克。

（3）幽门梗阻：幽门梗阻使胃排空延迟，患者感到上腹胀痛，餐后加剧，呕吐后腹痛可稍缓解，呕吐物为酸腐味的宿食，严重频繁呕吐可继发营养不良。

（4）癌变：反复发作、病程时间长的胃溃疡癌变风险高，而十二指肠溃疡很少发生癌变。

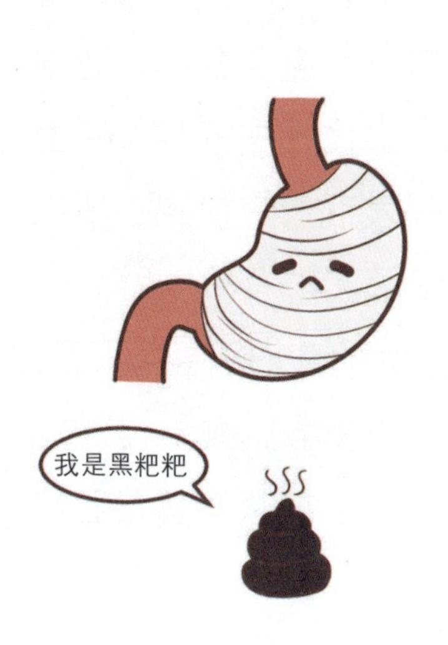

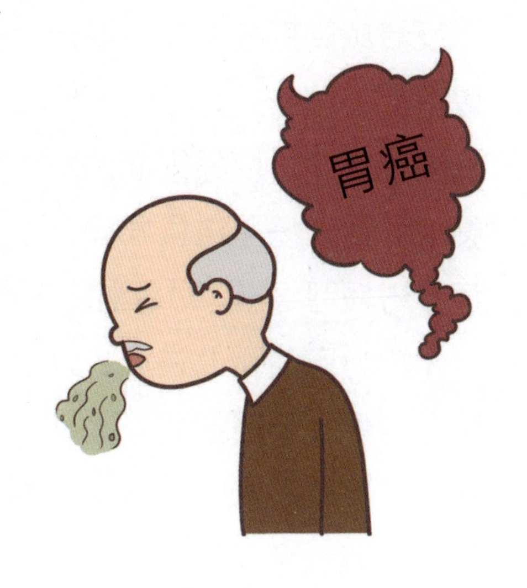

5. 饮食治疗为什么重要

人体营养吸收的第一步是食物的摄入与消化，我们的胃与十二指肠等消化器官则担负着“承上启下”的重任，不当的饮食会对消化器官产生一定的刺激。因而，当消化器官处于病态时，饮食选择显得尤为重要，即“吃什么，怎么吃，什么时候吃”对疾病的好转有重要影响。

怎样通过正确饮食来治疗消化性溃疡

1. 消化性溃疡患者饮食治疗的基本原则

饮食原则：定时进餐、少量多餐，选择营养丰富、好消化、脂肪适量、避免机械性和化学性刺激强的食物，根据疾病发展的不同阶段调整饮食。

（1）在无穿孔、大出血或休克的情况下，应规律进食，少量多餐，细嚼慢咽，七八分饱为宜，缓解胃负担；进食适量蛋白质和少量脂肪，如脱脂牛奶，既能中和胃酸提供机体需要的营养，又不会因过量而刺激胃酸分泌。膳食要均衡，预防贫血。

（2）避免机械性和化学性刺激强的食物，以免刺激胃酸大量分泌。禁食一切对胃肠道黏膜有化学性刺激的食物，如香料、胡椒、辣椒、咖啡、可可等。禁食易产酸、产气的食物，如地瓜、过甜点心及生葱、生蒜、生萝卜、蒜苗、洋葱等。禁生冷食物，如冷饮、凉拌菜等。避免坚硬食物的机械性刺激，如腊肉、火腿、香肠、干果类等。不宜食用含粗纤维多的食物，如粗粮、芹菜、韭菜、雪菜、竹笋等。

（3）烹饪方式以蒸、煮、烩、焖为宜，不宜采用爆炒、油炸、生拌、烟熏等方式，同时忌刺激胃酸分泌的调味品。

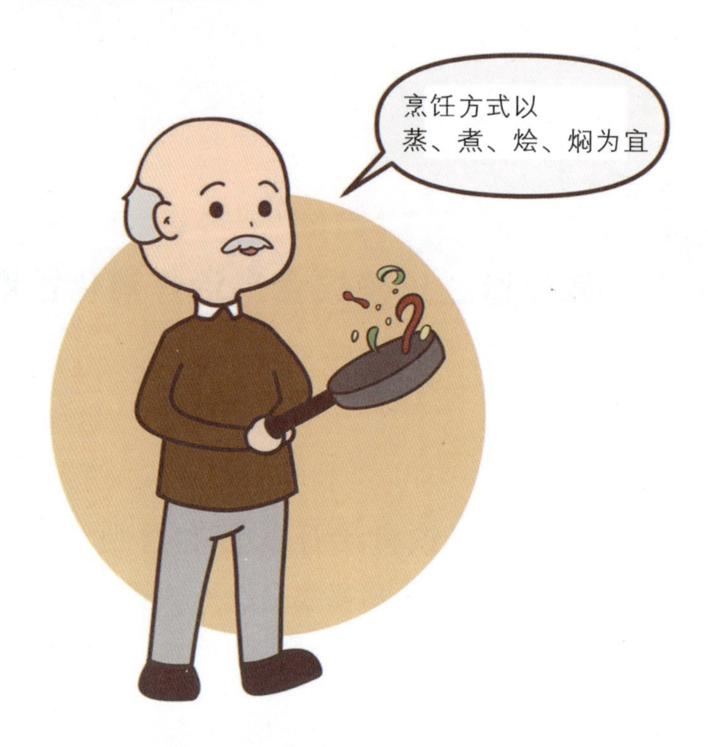

● 除了饮食调理外，还要注意劳逸结合，保证充足的睡眠，同时保持心情舒畅对于病情缓解也非常重要。

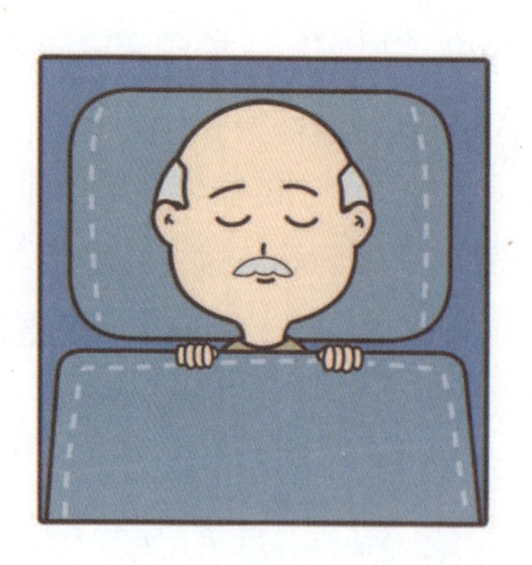

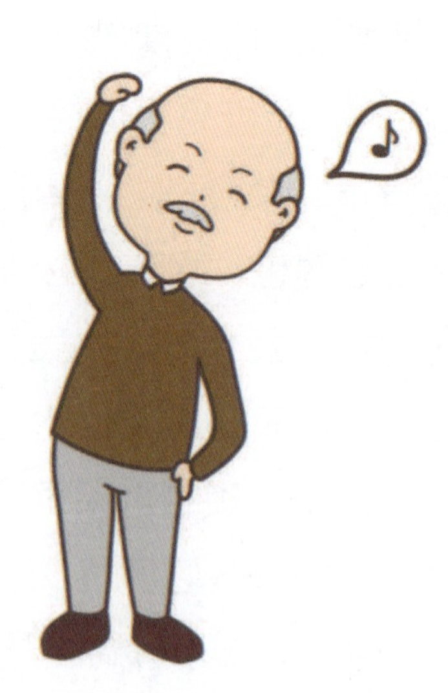

2. 食物的选择

宜用食物

少渣、少油、少根茎、适量蛋白食物。

忌用食物

高糖、高油、多渣、坚硬食物。

3. 在疾病不同时期的饮食治疗原则

（1）发作期：此期应以清淡易消化的低温流质食物为主，若穿孔、大出血或休克应禁食。严格限制对胃黏膜有刺激的食物，并以富含易于消化的蛋白质和碳水化合物的食物为主，如牛奶、米汤等，少量多餐。限制肉汤、鸡汤、鱼汤的摄入，因为过多摄入脂肪会促进胃酸分泌和胆汁反流。

（2）缓解期：随着症状的减轻，可逐渐改用面糊、稀粥、水蒸蛋等少渣半流食，还可加稀面条、馄饨、肉末蛋羹、清鸡汤等，少量多餐，加餐可用牛奶、蛋花汤等。饮食宜定量定时，进食不宜过快，要细嚼慢咽。以细软易消化的食物为主，并注意适当增加营养，以免发生营养不良，影响溃疡面愈合。禁食碎菜及含渣较多的食物。

（3）恢复期：掌握进食的规律，预防疾病复发。主食仍以细软易消化、半流质或软食为主，可吃软米饭、面条、小馄饨、小蒸包等，避免过饱，防止腹胀；另外，可增加一些含纤维素少的蔬菜，如冬瓜、土豆等。注意要细嚼慢咽。规律进食，忌吃酸性食物，多吃偏碱性食物，适当补充蛋白质、维生素等，促进溃疡面早日愈合。蛋白质以鸡蛋、牛奶、优质肉类等为主，脂肪以植物油为主。

（4）稳定期：此期溃疡愈合，病情稳定，逐渐恢复正常，每天3餐，保证各种营养素均衡，注意避免消化性溃疡的诱发因素，如进食大量刺激性食物、饮酒等。

来看看他们的三餐是怎么吃的，您认为他们吃得对不对

案例

案例1： 陈某，45岁，因消化性溃疡住院，经治疗症状逐渐缓解，护士告诉患者要少渣、半流质饮食，适量控制脂肪的摄入，其一日饮食如下：

（白粥50克+牛奶200毫升）×4顿

点评： 此饮食方案存在可取的地方，但需要优化。一日三餐都选择无渣好消化的食物，符合病情需要。但营养过于单一，且一天的主食量太少，不利于疾病恢复。此外牛奶中钙和蛋白质含量丰富，饮用过多会刺激胃酸分泌，应限量饮用。

案例

案例 2： 李某，40 岁，因消化性溃疡住院治疗，好转后出院调养，经过一段时间后，病情基本稳定，作息规律。

早餐：红枣粥（50 克），小蒸包 1 份（100 克），牛奶（200 毫升）。

中餐：软米饭（100 克），瘦肉炖豆腐（150 克），白菜（100 克）。

晚餐：馄饨（面粉 100 克，肥瘦猪肉 75 克，香菇 150 克）。

点评： 此饮食方案符合患者现阶段所需。一日三餐搭配合理，营养丰富、好消化，且定时进食，不暴饮暴食，可逐渐恢复正常饮食。

胆囊结石患者饮食调养

胆囊结石是一种临床常见疾病，是胆石症的一种，多为胆固醇结石或以胆固醇为主的混合性结石和黑色素结石。大多数患者可无症状，称为无症状胆囊结石，无须治疗。如合并糖尿病、胆囊钙化、胆囊无功能和反复胰腺炎等，应行胆囊切除术。

关于胆囊结石您知道多少

1. 什么是胆囊结石

胆囊结石指结石发生在胆囊内，主要为胆固醇结石或以胆固醇为主的混合型结石，常与急性胆囊炎并存，是一种常见病和多发病。主要在成年女性中多见。

胆囊结石是综合性因素作用的结果，主要与胆汁中胆固醇过饱和、胆固醇成核过程异常及胆囊功能异常有关。这些因素引起胆汁的成分和理化性质发生变化，使胆汁中的胆固醇呈过饱和状态，沉淀析出、结晶而形成结石。

2. 哪类人群易得此病

胆囊结石的危险因素包括：年龄大于 40 岁、女性、妊娠、口服避孕药和雌性激素替代治疗，肥胖、减肥期间的极低热量膳食和体重快速减轻，糖尿病、肝硬化、胆囊动力下降、克罗恩病和溶血等。

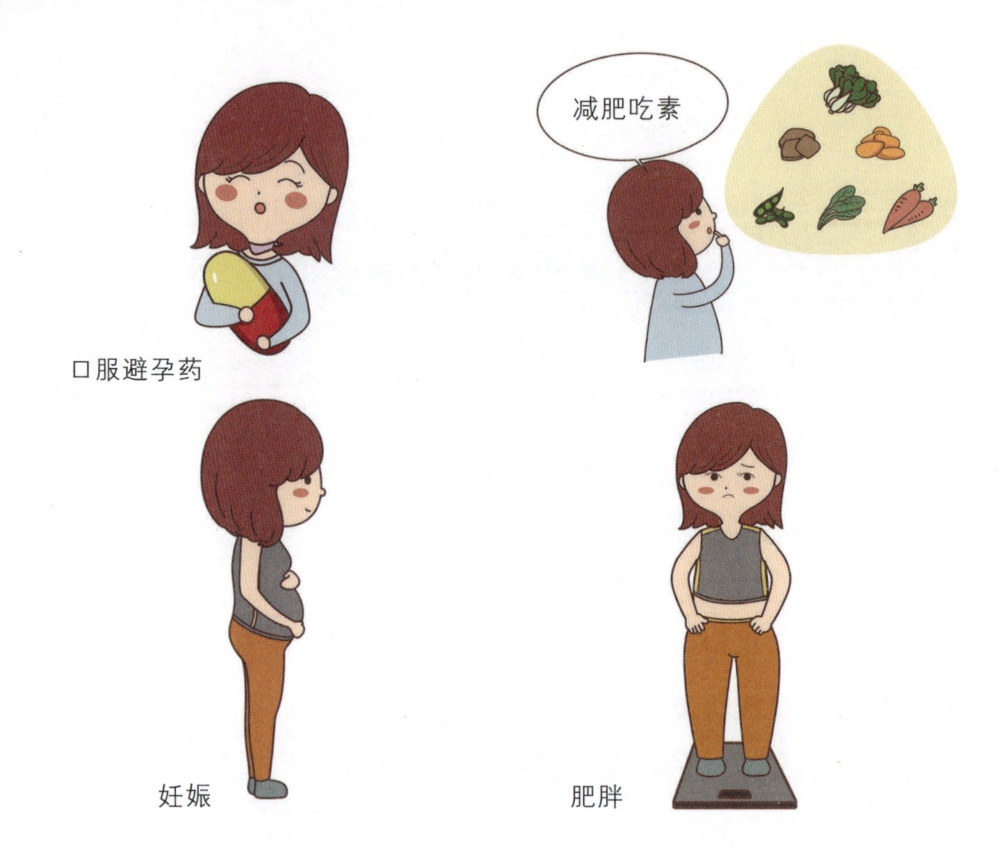

3. 发病时的症状、体征

（1）症状

①胆绞痛：胆绞痛是胆囊结石的典型症状，表现为右上腹或上腹部阵发性疼痛，或持续性疼痛阵发性加剧，可向右肩胛部或背部放射。常发生于饱餐、进食油腻食物或睡眠中体位改变时。

②上腹痛：多数患者仅在进食油腻食物、工作紧张或疲劳时感觉上腹部或右上腹隐痛，或者有饱胀不适、恶心呕吐、嗳气、呃逆等，常被误诊为胃病。

（2）体征

①腹部体征：有时可在右上腹触及肿块。若合并感染，右上腹可有明显压痛、反跳痛或肌紧张。

②黄疸：多见于胆囊炎症反复发作合并 Mirizzi 综合征的患者。Mirizzi 综合征是特殊类型的胆囊结石，是由于胆囊管与肝总管伴行过长或胆囊管与肝总管汇合位置过低，持续嵌顿于胆囊颈部的结石或胆囊结石压迫肝总管，引起肝总管狭窄，炎症反复发作导致胆囊肝总管瘘管，胆囊管消失、结石部分或全部堵塞肝总管。

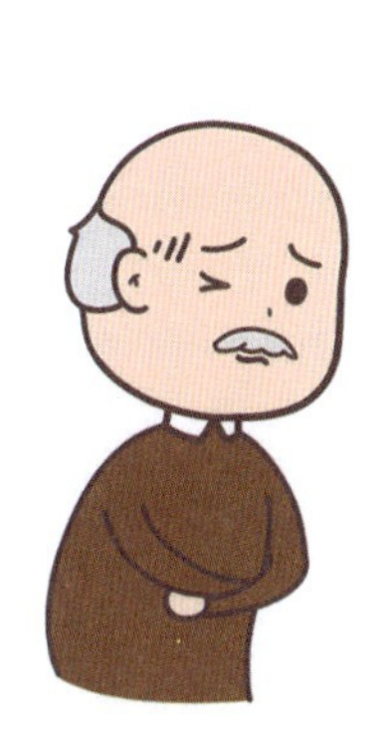

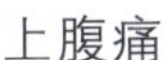
上腹痛

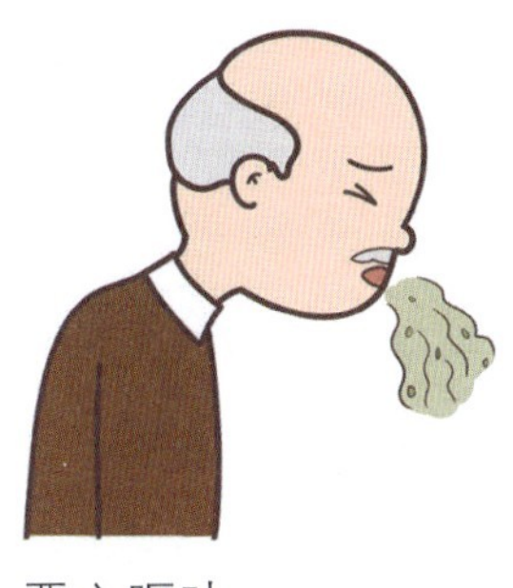
恶心呕吐

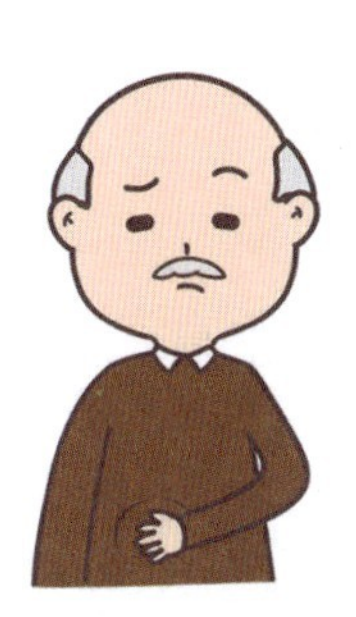
右上腹
触及肿块

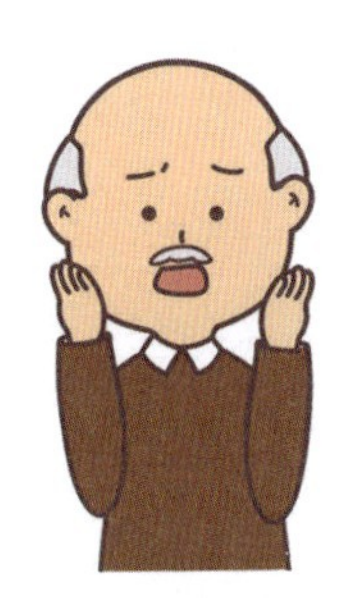
黄疸

4. 疾病发展带来的危害

（1）急性胆囊炎：急性胆囊炎发作最初 24 小时以内多以化学性炎症为主；24 小时后，细菌感染逐渐增加，感染致病菌多从胆道逆行进入胆囊，或顺着血液循环 / 淋巴途径进入胆囊，在胆汁流出不畅时造成感染，严重者可发展为化脓性胆囊炎。

（2）胆囊积液：胆囊结石长期嵌顿或阻塞胆囊管但未合并感染时，胆囊黏膜吸收胆汁中的胆色素，并分泌黏液性物质，胆囊积液为无色透明状液体。

（3）继发性胆总管结石及胆源性胰腺炎。

（4）Mirizzi 综合征：持续嵌顿于胆囊颈部或胆囊管的较大

的结石压迫肝总管或反复发作的炎症致肝总管狭窄或胆囊胆管瘘，结石部分或全部堵塞肝总管引起反复发作的胆囊炎、胆管炎及梗阻性黄疸。

（5）胆囊十二指肠/结肠瘘、胆石性肠梗阻：结石压迫引起胆囊炎症、慢性穿孔，可造成胆囊十二指肠瘘或胆囊结肠瘘；大的结石通过瘘管进入肠道，阻塞于回肠末端引起肠梗阻。

（6）慢性胆囊炎：90% 以上的患者有胆囊结石，炎症反复发作，可使胆囊与周围组织粘连、囊壁增厚并逐渐瘢痕化，胆囊萎缩，失去功能。慢性胆囊炎急性发作时，一般触及不到胆囊。

（7）胆囊癌：结石及炎症的长期刺激可诱发胆囊癌，尤其是老年患者，患胆囊结石病时间过长（大于 10 年）或胆囊结石体积过大（直径大于 3cm），可诱发胆囊癌。

5. 饮食治疗为什么重要

随着国民生活水平的提高及饮食结构的改变，如今胆囊结石的发病率从 20 世纪 90 年代的 3.5% 上升至 10% 以上。国内外越来越多的研究显示，饮食因素是胆囊结石形成的重要因素，因此饮食治疗在疾病的发生发展以及转归中发挥着巨大的作用，不但可以促进疾病恢复，还有一定的经济适用性。

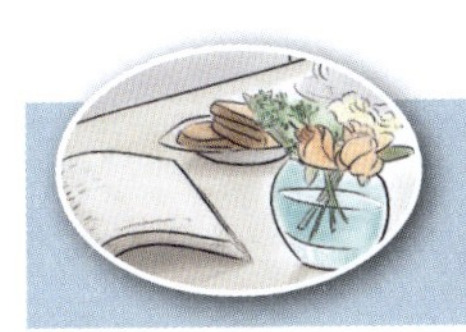

怎样通过正确饮食来治疗胆囊结石

1. 胆囊结石患者饮食治疗的基本原则

少量多餐，进食规律，促使胆囊内胆汁及时排空；进食低热量、低脂、低胆固醇、高维生素、富含膳食纤维的食物，多吃新鲜蔬菜和水果；烹饪应以植物油为主，以蒸、煮等方式烹饪，忌煎、炸，口味清淡，不宜吃油腻、辛辣、刺激性食物；多吃富含维生素 A 的食物，如胡萝卜、番茄；忌饮含高糖、酒精的饮料。

（1）《中国居民膳食指南 2016》推荐每日烹饪用油为 25~30 克。对于胆囊结石患者建议以植物油为主，减少动物油的摄入，可选择豆油、菜油等；因为植物油中含有较多的不饱和脂肪酸，有降低胆固醇的作用。同时，应限制饮食中高脂肪、高胆固醇的摄入，大量食用高脂肪、高胆固醇食物，如肥肉、蛋黄、动物内脏、黄油、巧克力及油腻食物等，会使血液中胆固醇含量增加，多余的胆固醇在胆囊壁中析出结晶形成结石。可选择低脂、优质蛋白、易消化的食物，如瘦猪肉、瘦牛肉、去皮鸡肉、有鳞的鱼（如鲫鱼）、蛋清、脱脂奶等。

（2）饮食规律，少量多餐，一定注意不可不吃早餐或饥一顿饱一顿。因为不吃早餐，大量黏稠的胆汁无法排到肠内，造成胆汁淤积，长此以往易形成结石。每天规律饮食，可以规律刺激胆汁排空，不易形成结石。

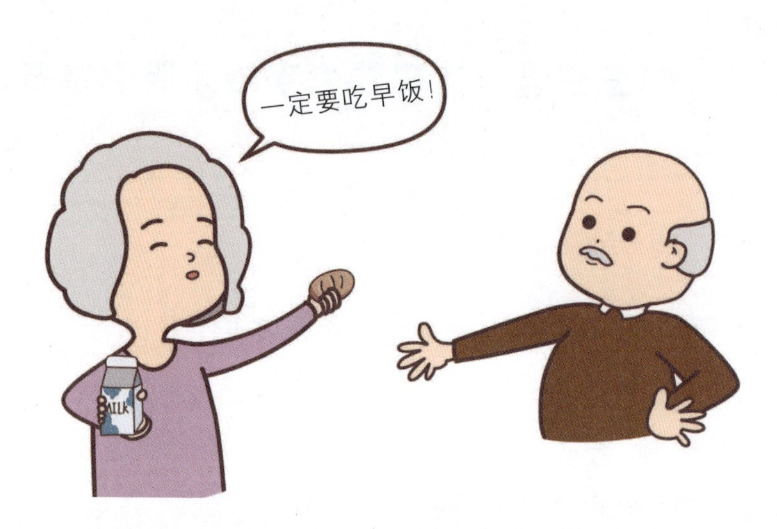

（3）多吃高维生素的食物，如玉米、白菜、香菇、黑木耳、萝卜、海带、藕等，这些食物有利胆疏肝的功效。平常多吃蔬菜、水果和谷类，因为这几类食物基本不含胆固醇。

● 有研究表明，BMI 升高是胆囊结石发病的独立危险因素。除调整饮食结构和习惯外，应鼓励超重及肥胖患者积极锻炼，清淡饮食，合理减脂减重。同时应限制高糖食物的摄入，因高血糖会抑制胆汁从肝脏分泌并扰乱胆囊收缩从而使胆囊排空延迟，且过多的糖分还会使人发胖，形成恶性循环。

2. 食物的选择

宜用食物

低脂、低胆固醇、高维生素且富含蛋白质的食物。

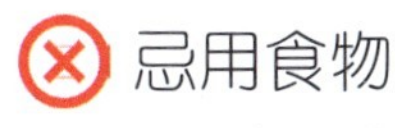

忌用食物

高胆固醇、高脂肪、高糖、刺激性、油炸类食物。

来看看他们的三餐是怎么吃的，您认为他们吃得对不对

案例

案例 1：王某，患胆囊结石 1 年余，平时无特殊症状，爱吃油腻食物，平时也不怎么忌口，且周末有不吃早餐的习惯，平日饮食如下。

早餐：油条 2 根，油饼 1 个，豆浆 1 碗（豆浆加糖，300 毫升）。

中餐：大葱炒肥肠（300 克），红烧肉（200 克），青菜（100 克），米饭（100 克）。

晚餐：炸酱面（300 克），猪蹄炖黄豆（150 克）。

点评：此饮食方案是错误的。总体饮食过于油腻，多含高脂肪、高胆固醇的食物，且三餐包含了油炸食物、动物内脏、高糖食物，对于已诊断为胆囊结石的该患者而言无疑是雪上加霜，会加速病情发展。

案例

案例 2： 李某，胆囊结石住院治疗后好转出院，居家休养，近期无不适。

早餐：馒头 1 个，鸡蛋白 1 个，无糖豆浆（200 毫升）。

中餐：软米饭 1 份（50 克），瘦肉炖豆腐（150 克），清炒苦瓜（100 克）。

加餐：低糖酸奶（100 克）。

晚餐：小米粥（50 克），面饼（50 克），拌海带（100 克）。

点评： 此饮食方案比较适合该患者。该患者虽已治疗好转出院，但饮食治疗对于其康复来说也很重要。患者每天规律进食，热量、营养分配合理，满足其所需，特别是选择既富含蛋白又低脂、低胆固醇的食材（豆腐、瘦肉等），值得推荐。

关于胆囊结石的饮食方案如下，大家可进行替换。

主食	白粥、小米粥、糙米粥、鸡蛋白、无 / 低糖豆花、低脂汤面、馒头、包子、蒸饺或汤饺、蒸饼等
配菜	瘦肉炖豆腐、瘦肉炒笋、豆腐羹、炒瘦牛肉、鸡胸肉炒芹菜 / 玉米、蒸罗非鱼、凉拌海带、黑木耳炒芹菜、鸡肉炖土豆、清炒时蔬等
饮品	白开水、无 / 低糖豆浆、无糖榨果汁、低糖酸奶等

慢性胃炎患者饮食调养

俗话说“十人九胃（病）”，由此可见胃部疾病的患病率较高。随着社会发展，人们饮食习惯、环境或其他因素的改变，胃部疾病的发病率逐年上升，而针对慢性胃炎的饮食治疗，既能辅助治疗，又可适当节省医疗资源。

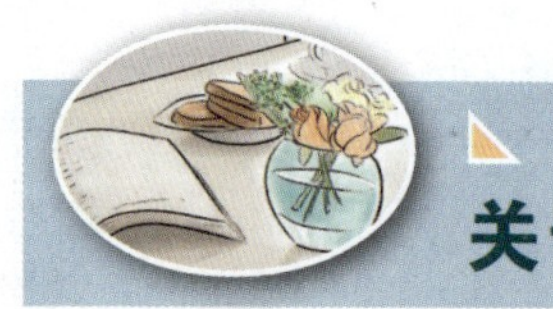

关于慢性胃炎您知道多少

1. 什么是慢性胃炎

慢性胃炎是指由多种病因引起的胃黏膜慢性炎症，其患病率一般随年龄增长而增加。根据目前采用的国际分类法将其分为慢性非萎缩性胃炎、慢性萎缩性胃炎和特殊类型胃炎三大类。主要的发病原因如下。

（1）幽门螺杆菌感染。

（2）饮食与环境因素：流行病学资料显示，饮食中高盐和缺乏新鲜蔬菜、水果与慢性胃炎的发生密切相关。

（3）自身免疫：自身免疫性胃炎以富含壁细胞的胃体黏膜萎缩为主。胃体黏膜萎缩导致壁细胞损伤，而壁细胞损伤后能作为自身抗原刺激机体的免疫系统而产生相应的壁细胞抗体和内因子抗体，攻击破坏其他壁细胞，使胃酸分泌减少乃至缺失，还可影响维生素 B_{12} 的吸收，导致恶性贫血。

（4）其他因素：长期饮浓茶、烈酒、咖啡，食用过热、过冷、过于粗糙的食物可损伤胃黏膜；服用大量非甾体抗炎药（如布洛芬等）可破坏黏膜屏障。

2. 哪类人群易得此病

生活作息不规律，口味较重（高盐饮食），不喜欢吃新鲜蔬菜、水果，经常吃刺激性食物、不洁饮食，酗酒，长期精神压力大者，家中有幽门螺杆菌感染者容易得慢性胃炎。

3. 发病时的症状、特征

慢性胃炎进展缓慢，缺乏特异性症状，70%~80%的患者无任何症状，部分患者有上腹痛或不适、食欲不振、饱胀、嗳气、反酸、恶心呕吐等非特异性的消化不良表现，症状常与进食或食物种类有关。少数患者可有少量上消化道出血。

4. 疾病发展带来的危害

部分慢性胃炎患者可有贫血、消瘦、舌炎、腹泻等，个别患者伴有黏膜糜烂者上腹痛较明显，并可有出血，如呕血、黑便。

5. 饮食治疗为什么重要

慢性胃炎的发生发展与个人饮食习惯有密切关系，且症状的轻重常与进食或食物种类有关，所以制订适宜的饮食计划，可以在很大程度上缓解患者的症状，减轻患者的痛苦，比较经济方便。

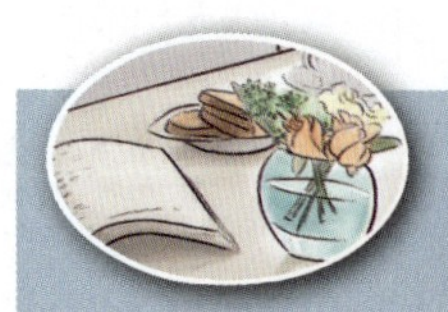

怎样通过正确饮食来治疗慢性胃炎

1. 慢性胃炎患者饮食治疗的基本原则

（1）以供给营养丰富，高热量、高蛋白、高维生素、易消化的饮食为原则，同时避免摄入过冷、过热、过咸、过甜、辛辣刺激性的食物。

（2）改进烹饪技巧，增加食物的色、香、味，刺激食欲，但应注意食物应酸碱平衡。

（3）注意营养的补充。平时多吃营养丰富、高蛋白、高维生素且清淡好消化的食物，保证机体所需的各种营养素，防止贫血和营养不良，如瘦肉、鸡肉、鱼肉以及动物肝脏等，但应将食物煮熟、煮软烂；减少高盐食物的摄入，每天用盐少于6克，少吃或不吃腌制、烧烤、油炸类食物；搭配深色蔬菜和新鲜水果更有营养，但要忌冰冻过的蔬菜、水果和刺激性调料拌制的凉菜。

（4）注意酸碱平衡。胃酸分泌少者食物应完全煮熟后食用，以利于消化吸收，并可给刺激胃酸分泌的食物，如清肉汤、鸡汤和适量酸味水果等。胃酸分泌多者应避免吃酸性、高脂肪食物，忌空腹吃酸性食物，可以喝脱脂牛奶、吃低糖苏打饼干和馒头等碱性面食或低糖面包以中和胃酸。患有萎缩性胃炎，宜适量饮酸

奶，因酸奶中的磷脂类物质对胃黏膜可起到保护作用，但应注意酸奶温度勿过冷。

（5）规律进食，戒烟酒。养成规律进食的习惯，细嚼慢咽，可少量多餐，但不宜过饱。戒烟酒，避免浓茶、咖啡等刺激性饮料和辛辣刺激的调味料，以炖、煮、蒸等烹饪方式为主。家中有幽门螺杆菌感染者，最好使用公筷进食，从源头上遏制慢性胃炎的发生。

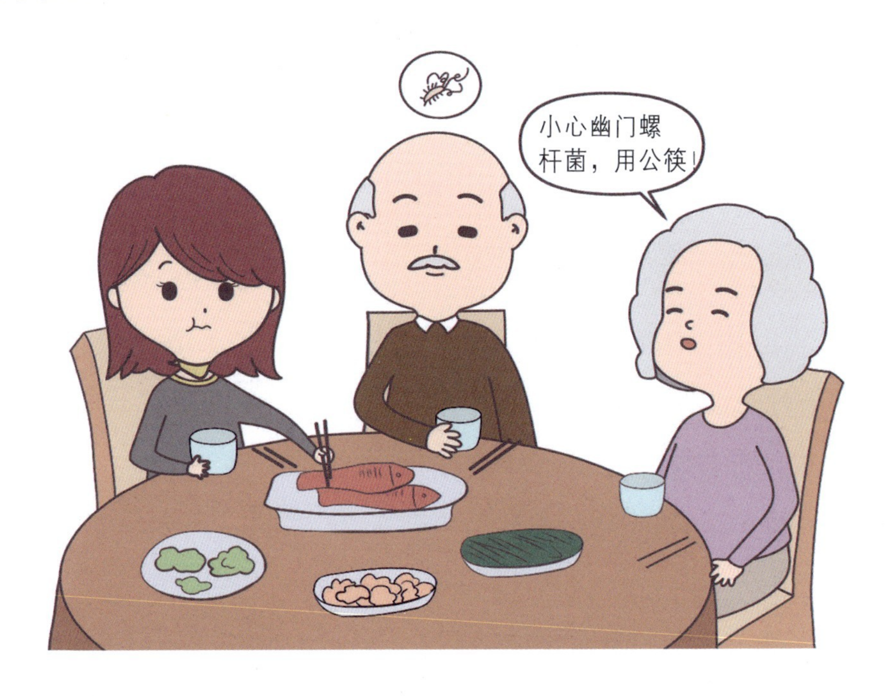

• 饮食治疗的同时，充足的休息和睡眠也很重要，保持心情愉悦，减少精神压力和负面情绪，有利于患者恢复。

2. 食物的选择

宜用食物

面食类、粥类、软食类等。

忌用食物

辛辣刺激、生冷、高糖、腌制类食物。

来看看他们的三餐是怎么吃的，您认为他们吃得对不对

案例

案例 1：李某，男，40 岁，1 年前诊断为慢性胃炎，除偶尔和同事聚餐后出现饱胀、上腹部不适外，平时无其他不适。从事科研工作，加班太晚的时候会喝咖啡提神，平时饮食不太规律。

早餐：油条（100 克）+ 豆浆（200 毫升）+ [肉包（100 克）×3 个]。

中餐：米饭（150 克）+ 水煮肉片（300 克，偏辣）+ 麻婆豆腐（200 克）。

晚餐：皮蛋瘦肉粥 250 克 + 凉拌菜 200 克 + 煎饼 200 克。

点评：这种饮食方案是错误的。首先一日三餐的量偏多，每餐饮食过饱；其次喜食油炸、辛辣的食物，且患者平时有喝咖啡等刺激性饮品的习惯，这些对于慢性胃炎的恢复大为不利。所以患者应改掉这些不良的饮食习惯，少量多餐，忌辛辣刺激性饮食。

案例

案例2：陈某，女，50岁，体型偏瘦，患慢性胃炎2年余，轻度贫血，平时作息规律，自患病之后，规律饮食，忌辛辣刺激性饮食，喜喝酸奶。

早餐：红枣粥（红枣10克+大米200克）+馒头（50克）。

中餐：软米饭（50克）+鸡肉炖菇（150克）+猪肝汤（100克）。

下午茶：低糖小蛋糕（25克）+常温酸奶（100克）。

晚餐：面条（100克）+清炒青菜（150克）。

全天烹饪用油20克。

点评：这种饮食方案是正确的。首先患者很注意每餐的量，少量多餐，食物清淡好消化，荤素搭配合理，果蔬俱全，营养丰富，且选用红枣、猪肝等有益于补血的食材，对于患者贫血的症状大有好处。患者有喝酸奶的习惯，酸奶对胃黏膜可起到保护作用，有利于黏膜修复和症状的缓解。

以下关于慢性胃炎的饮食方案如下，大家可进行替换。

主食	红枣粥、南瓜粥、红薯粥、清汤面条、馒头、牛奶、素包子、软饭、蒸饼等
配菜	香菇炖鸡、清蒸鱼、蒸鸡蛋羹、瘦肉炒香干、焖豆腐/蛋黄豆腐、水煮肉片（清淡）、炒鸡蛋、西红柿鸡蛋、菠菜鲜菇、醋熘白菜/大白菜、木耳炒黄瓜、豆皮卷、手撕鸡、莲藕酱香鸭/竹笋烧鸭等
汤	肉末猪肝青菜汤、去油瘦肉或清鸡汤、鱼汤、莲藕排骨汤、西红柿鸡蛋汤、萝卜羊肉汤等
饮品	温开水、酸奶、鲜榨果汁等

胰腺炎患者饮食调养

随着人们生活水平的大幅提高，近年来胰腺炎的发病率呈逐年上升的趋势。国外研究显示，急性胰腺炎的发病率高达33.74%。我国台湾地区近年有报道称急性胰腺炎的发病率高达36.9/10万，上海的一项研究显示其发病率为18.7/10万。胰腺炎的发生发展与胆石症、饮酒、高脂饮食等密切相关，因此饮食治疗显得尤为重要。

关于胰腺炎您知道多少

1. 什么是胰腺炎

胰腺炎以急性胰腺炎多见。急性胰腺炎是指多种病因使胰酶在胰腺内被激活引起胰腺组织自身消化，从而导致水肿、出血甚至坏死的炎症反应。临床主要表现为急性上腹痛、恶心呕吐、发热、血和尿淀粉酶或脂肪酶升高，重症常继发感染、腹膜炎和休克等多种并发症。

急性胰腺炎的病因较多，多由以下原因引起。

（1）胆石症与胆道疾病：胆石症、胆道感染、胆道蛔虫是急性胰腺炎发病的主要原因，占 50% 以上，又称胆源性胰腺炎。

（2）酗酒和暴饮暴食：酗酒和暴饮暴食均可导致胰液分泌增加，并刺激 Oddis 括约肌痉挛，十二指肠乳头水肿，胰液排出受阻，使胰管内压增加，引起急性胰腺炎。

（3）胰管阻塞：常见病因是胰管结石。

（4）手术与创伤：腹腔手术特别是胰腺或胃手术、腹部钝挫伤等可直接或间接损伤胰腺组织与胰腺的血液供应引发胰腺炎。

（5）内分泌与代谢障碍：患有高钙血症或高脂血症的人群，可因为胰管钙化或胰液排出障碍等引发胰腺炎。

（6）感染：某些急性传染病如流行性腮腺炎、传染性单核细胞增多症等，可增加胰液分泌，引起急性胰腺炎。

（7）药物：某些药物如糖皮质激素、四环素、磺胺类等，可直接损伤胰腺组织，使胰液分泌或黏稠度增加，引起急性胰腺炎。

（8）其他：各种自身免疫性的血管炎、胰腺主要血管栓塞等血管病变可影响胰腺血液供应，这些病因在临床上相对少见。

2. 哪类人群易得此病

长期饮酒、喜欢暴饮暴食且爱吃高脂肪食物的肥胖者，患有胆石症、胆道蛔虫或胆道感染者，长期或大量服用四环素或糖皮质激素的人群容易得胰腺炎。

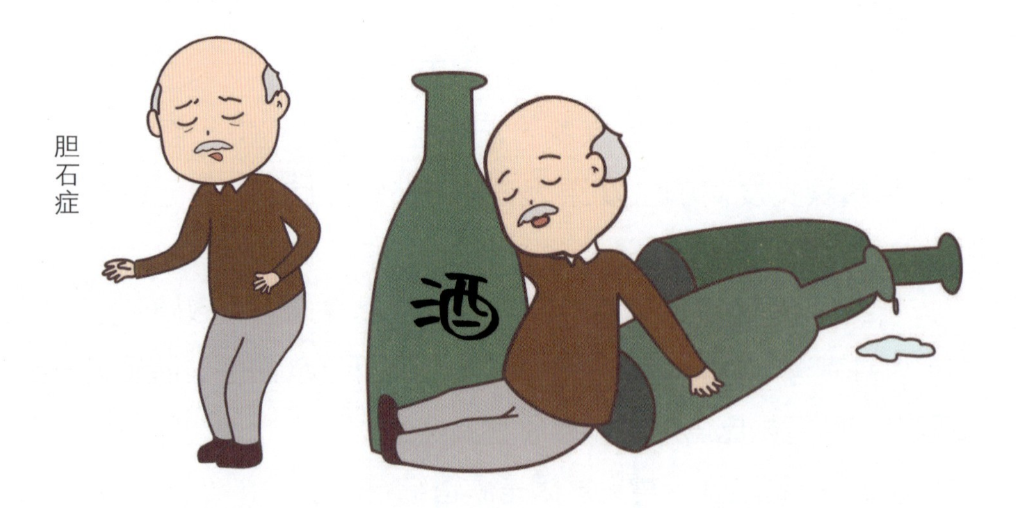

3. 发病时的症状、体征

（1）腹痛：腹痛是急性胰腺炎的主要表现和首发症状，常在暴饮暴食或酗酒后突然发生，疼痛剧烈而持续，呈钝痛、钻痛、

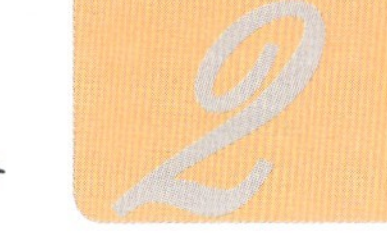

绞痛或刀割样痛，可有阵发性加剧，取弯腰抱膝位可减轻疼痛。

（2）恶心呕吐及腹胀：有时比较频繁，呕吐物为胃内容物，重者可混有胆汁，甚至血液，呕吐后无舒适感。

（3）发热：多数患者有中度以上发热，一般持续 3~5 天。

（4）低血压或休克：重症胰腺炎常发生低血压或休克，极少数患者可突然出现休克，甚至发生猝死。

（5）水、电解质及酸碱平衡紊乱：多有轻重不等的脱水，呕吐频繁者可有代谢性碱中毒。

4. 疾病发展带来的危害

（1）局部并发症：主要表现为假性囊肿和胰腺脓肿。部分患者因胰腺假性囊肿压迫和炎症，使脾静脉血栓形成，导致左侧门静脉高压。

（2）全身并发症：重症胰腺炎常并发不同程度的多器官衰竭。常在病后数天出现，如急性肾损伤、急性呼吸窘迫综合征、心力衰竭、消化道出血、胰性脑病、败血症及真菌感染、高血糖等，病死率极高。

5. 饮食治疗为什么重要

胰腺炎多以急性发作为主，且多与饮食不当相关，例如暴饮暴食、酗酒等；对于预防胰腺炎的发生发展以及后期复发，饮食治疗起着至关重要的作用。

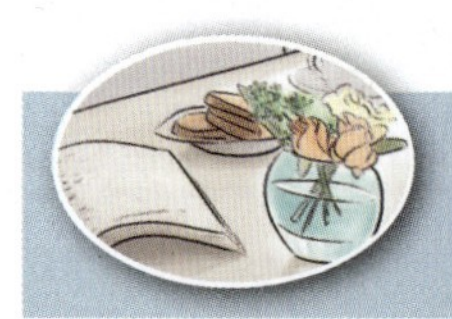

怎样通过正确饮食来治疗胰腺炎

1. 胰腺炎患者饮食治疗的基本原则

基本原则：禁暴饮暴食、酗酒；规律进食，少量多餐，忌过饱，戒油腻，戒烟酒。应避免刺激性强、产气多、高脂肪和高蛋白食物，后期脂肪的摄入则需要根据疾病发展而定。

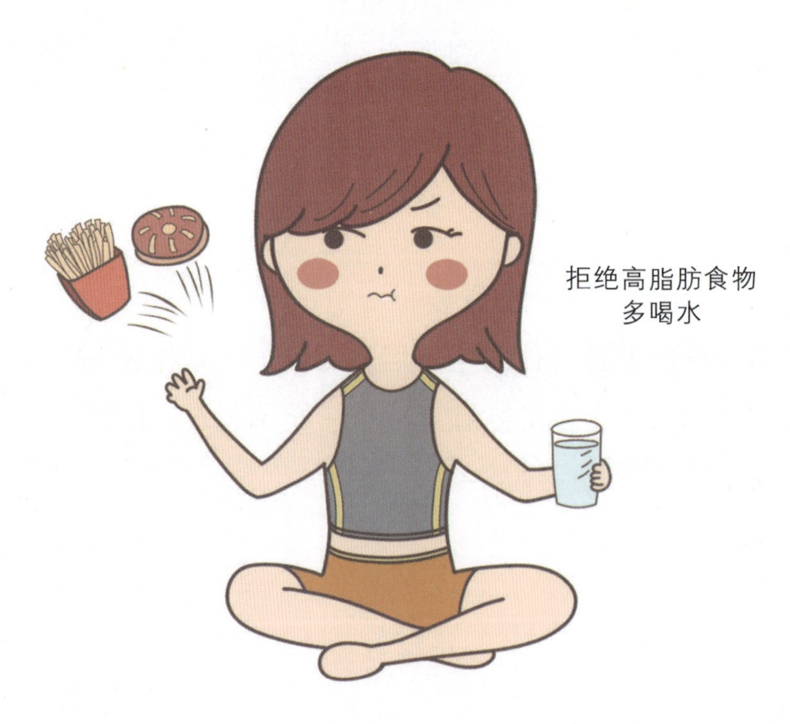

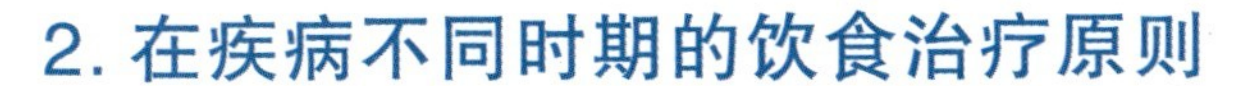

2. 在疾病不同时期的饮食治疗原则

（1）急性发作期：此期应禁食禁水，因患者腹痛难忍，伴恶心呕吐，禁食禁水可减少食物对胰腺的刺激，使胰腺分泌减少至最低，减轻胰腺负担，使胰腺得到充分的休息，促进胰腺恢复。禁食期间若干渴难忍，可用棉签沾湿口唇或用漱口来缓解不适。

（2）治疗缓解期：当患者腹痛、恶心呕吐等症状消失，且血清淀粉酶等指标恢复，患者可进入试餐阶段。此期以无脂流质饮食为主，不含蛋白质，包括水、米汤等，少量多餐，每次进食量为 50~100 毫升，一天可进 6 餐左右。待病情显著好转，可根据情况给予半流质饮食，含少量蛋白，但仍应限制脂肪摄入，如稀饭（含水分较多）、小米粥、软烂面条等，一次 100~200 毫升，一天 4~6 次，少量多餐，勿过饱引起腹胀。随着病情的进一步好转，在无脂半流质饮食 2~3 天后，患者无不适，可给予少量脂肪（不超过 30 克），可在之前的基础上进食少量脱脂牛奶、豆浆、汤面等，少量多餐，量可以增加到 200~400 毫升。若有腹胀、腹痛，立即停止。

（3）痊愈康复期：此期为病情基本稳定，痊愈至出院半年内的患者，这时预防胰腺炎的复发非常重要。依然要少量多餐，控制饮食总量，每天主食总量不超过 350 克，以低脂饮食为主，禁食辛辣、生冷食物以及咖啡、浓茶等刺激性饮料。主食可吃稠粥、面条、馒头等，低脂菜汤，限制动物油的摄入，可少量食用植物油烹饪的蔬菜，后期可少量食用鸡蛋、瘦肉类和豆制品等。出院半年后可转为普通饮食，但绝对不能暴饮暴食，戒烟酒及咖啡、浓茶等刺激性食物，限制高脂肪食物的摄入，如肥肉、动物内脏、坚果，每日规律饮食，注意劳逸结合，预防复发。

来看看他们的三餐是怎么吃的，您认为他们吃得对不对

案例

案例1：王某，45岁，与朋友聚餐后出现上腹胀痛，呕吐一次胃内容物，未处理，下午继续进食、工作；后出现持续性剧烈上腹痛，恶心呕吐多次胃内容物不缓解，遂送入院。患者烟龄20年，饮酒10年，发现胆囊结石3年。

点评：患者在聚餐后出现上腹痛、呕吐后仍继续进食是错误的，此时应禁食并及时就医。在有胆道相关疾病史，且在聚餐（多暴饮暴食）后出现上腹痛且呕吐不缓解的情况下应高度怀疑急性胰腺炎，应立即禁食禁水，以免因进食继续促进胰腺分泌，加重病情。

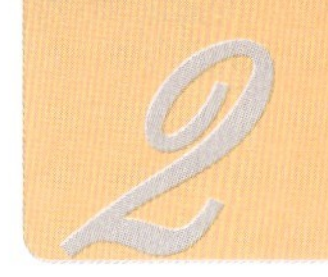

素例

案例2：上述案例中王某经住院治疗后基本痊愈，拟出院。出院前一天饮食安排如下。

7点半：白粥（50克），不油腻的青菜汤（100毫升）。

11点：面条（50克），鸡蛋清半个（15克），软馒头1个（35克）。

14点半：瘦肉粥（60克），青菜（25克），植物油（5克）。

18点：馒头（25克），稀饭（65克），不油腻菜汤（100毫升）。

点评：上述饮食方案基本合理，但还可以更优化。上述饮食方案基本做到了低脂饮食，且无辛辣刺激食物，好消化，少量多餐。但该患者为痊愈康复期患者，此时机体对食物需求量增加，每餐的粥、汤、面等可根据情况增加，满足患者的身体需求。

关于胰腺炎的饮食方案如下，大家可进行替换：

治疗缓解期	初期：流质食物，如温水或米汤（每餐总量50~100毫升） 中期：无脂半流质食物，如白粥、小米粥、藕粉、果汁、软烂面汤（每餐总量100~200毫升） 后期：低脂半流质食物，如软烂瘦肉粥、豆浆、脱脂奶、素汤面/粉、米粥、淡鱼汤（每餐总量200~400毫升）
出院康复期（半年内）	主食（部分可做早餐或晚餐）：稠米粥（或杂粮粥）、面条、小笼包、馒头、花卷、水饺、馄饨、素蒸饼、蒸瘦肉饼、吐司面包、豆浆、藕粉、软米饭等 配菜：少油炒时蔬（植物油15克左右）、水蒸蛋、清鱼汤、菜汤、玉米炒鸡米、瘦肉笋丝等，少量多餐，每餐以7分饱为宜
出院康复期（半年后）	主食（部分可做早餐）：稠米粥（或杂粮粥）、面条、小笼包、馒头、花卷、水饺、馄饨、素蒸饼、蒸瘦肉饼、吐司面包、豆浆、藕粉、米饭等 配菜：炒鸡蛋/木耳炒蛋/西红柿炒蛋（少量植物油烹制）、清鸡汤、各种炒蔬菜、猪肉炒时蔬（如芹菜肉丝）、木耳炒黄瓜、蒸鱼、鸭肉炖萝卜等

慢性肝炎患者饮食调养

据世界卫生组织统计，到2015年底全球有近3.25亿人患有慢性肝炎，病毒性肝炎在2015年造成134万人死亡。根据2020年国家卫健委数据显示，2019年我国病毒性肝炎发病率为92.13/10万人，是甲、乙类法定传染病中发病率最高的疾病。慢性肝炎是世界各国面临的健康问题，也是世界卫生组织重点关注的健康问题之一。

关于慢性肝炎您知道多少

1. 什么是慢性肝炎

肝炎多指病毒性肝炎，是由甲、乙、丙、丁、戊型五种肝炎病毒中的一种引起的肝脏炎症，分别为甲型肝炎（甲肝）、乙型肝炎（乙肝）、丙型肝炎（丙肝）、丁型肝炎（丁肝）和戊型肝炎（戊肝），其中乙肝和丙肝占肝炎类型的 96%。肝炎病程若持续超过 6 个月则称为慢性肝炎。

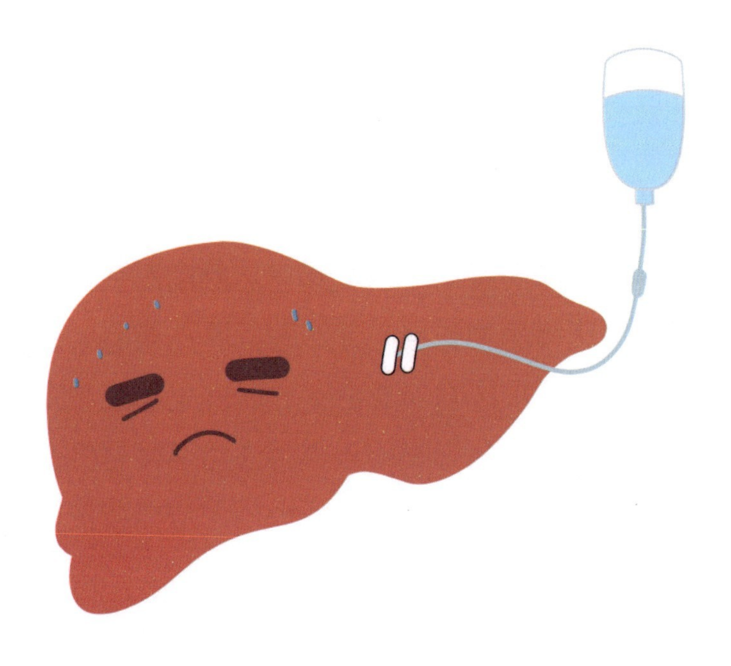

2. 哪类人群易得此病

甲肝病毒通常是通过粪－口途径传播，即通过人与人的接触或摄入受污染的食物或水传播。某些性行为也能够传播甲肝病毒。

乙肝病毒通过接触感染者的血液、精液和其他体液传播。在分娩的时候乙肝病毒可以通过受感染的母亲传播给婴儿，或从家庭成员传播给婴儿。病毒也可以通过不安全性行为、静脉注射时与感染者或吸毒者共用针头和注射器等途径传播。安全有效的疫苗可以预防乙肝病毒感染。

丙肝病毒主要是通过接触感染者的血液传播。通常由静脉注射时与感染者或吸毒者共用针头和注射器等方式传播，通过性途径或家庭内传播也是可能的，但不常见。目前尚无丙肝疫苗。

丁肝病毒由于具有缺陷性而不能单一感染人体，其患病必然是与乙型肝炎病毒同时感染或先后重叠感染。丁肝病毒感染呈世界性分布，但主要分布于南意大利和中东等地区，国内少见。丁肝病毒和乙肝病毒的双重感染会导致更严重的疾病。乙肝疫苗也为预防丁肝病毒感染提供了防护。

戊肝病毒通过摄入受污染的水或食物传播。

乙肝病毒和丙肝病毒均可引发癌症。目前已有针对乙肝病毒和丙肝病毒的抗病毒药物，且已证明对乙肝病毒感染进行治疗可减少肝癌的发病和死亡风险。通常认为丙肝是可治愈的疾病。流动人口以及受冲突和内乱影响的人群因生活环境恶劣、无法获得洁净用水和安全食品，以及医疗服务机构无法持续提供有效的感染控制措施，特别容易患各种病毒性肝炎。

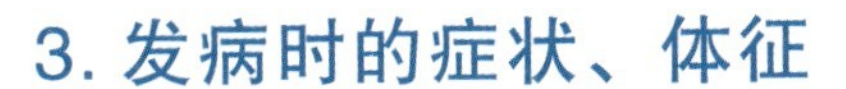

3. 发病时的症状、体征

肝炎在早期可以没有任何明显的症状或体征。慢性肝炎可有恶心呕吐、食欲不振、疲乏无力，偶尔会有肝区（右上腹）疼痛、皮肤巩膜发黄、肝区触痛、厌恶油腻等症状。

4. 疾病发展带来的危害

慢性肝炎导致肝脏组织受损和再修复，可引起肝硬化。肝炎还比较容易诱发癌变，演变成肝癌。慢性肝炎急性加重或暴发，可能会直接危及患者生命。病毒性肝炎患者或面临病毒感染风险的人群可能担心自己会被歧视或边缘化，妨碍他们正常就医治疗，容易产生心理抑郁和社交恐惧。

5. 饮食治疗为什么重要

肝脏是人体代谢和免疫等活动的重要器官，由于慢性肝炎的周期较长，合理的膳食营养是维持肝脏正常功能和结构的物质基础。休息、营养和药物综合治疗是治疗慢性肝炎的主要方法，合理的饮食对肝脏组织细胞的修复及肝功能的恢复都起着重要的作用。不当饮食可能引起慢性肝炎的急性加重，或诱发肝硬化和肝癌。

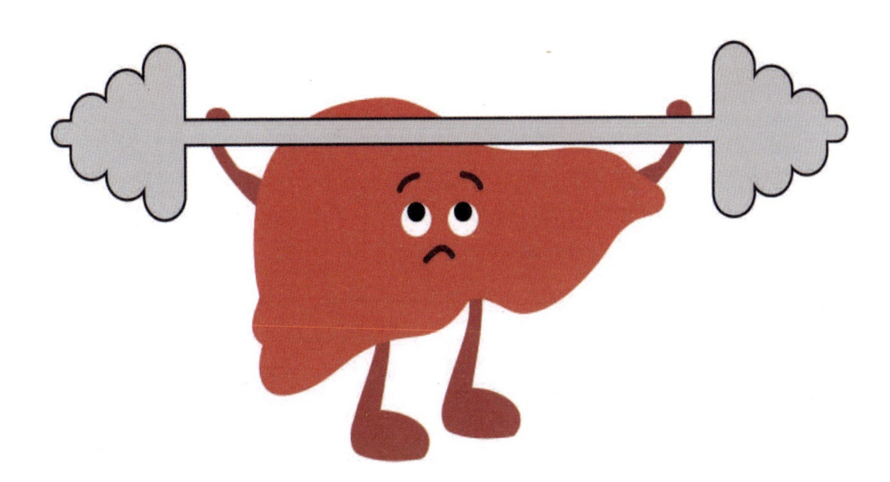

怎样通过正确饮食来治疗慢性肝炎

1. 慢性肝炎患者饮食治疗的基本原则

慢性肝炎患者应当遵循适当能量、适量的碳水化合物、充足的蛋白质的饮食原则。

（1）适当能量。过多的能量摄入，容易增加肝脏负荷，可能引起肥胖，诱发脂肪肝、糖尿病；能量摄入不足也会增加身体对体内蛋白质的消耗。能量摄入以保持能量消耗与供给的平衡为主，根据体重、活动量确定，每天每千克体重供给量为 30~35 千卡为宜。适当的能量有利于组织蛋白质的合成。

碳水化合物	脂肪	蛋白质
占每日摄入总能量的 50% ~ 60%	占每日摄入总能量的 20% ~ 30%（对于超重或肥胖的患者，脂肪摄入占总能量比可进一步降低）	占每日摄入量总能量的 15% ~20%
由于大脑唯一的能量来源是葡萄糖，因此推荐糖尿病患者每日主食摄入量不低于 150 克	糖尿病患者体内脂肪分解加速，脂质代谢紊乱，出现高脂血症、脂肪肝、血管病变、高血压等并发症	糖尿病患者体内糖异生增强，蛋白质分解代谢增加，摄入量要增加，但不超过每日摄入总能量的 20%
多选含多糖、低 GI 值食物：如燕麦、大麦、谷麦、大豆、小扁豆、豆类面包	建议以植物油为主	大豆蛋白对于血脂的控制较动物蛋白更有优势

（2）适量的碳水化合物。碳水化合物一般可占当天总热量的 60%~70%，为 300~500 克，但要避免高糖饮食，如甘蔗、地瓜、浓缩果汁等，过多的葡萄糖、果糖、蔗糖会影响人的食欲，并加重胃肠胀气。多余的碳水化合物会转化为脂肪，摄入过多的碳水化合物会增加脂肪肝、糖尿病的发病风险。

（3）充足的蛋白质。优质、充足的蛋白质对保护肝细胞、增强肝脏抵抗力有重要作用，并且可以维持氨平衡和血浆蛋白水平，防止腹水、水肿、贫血的发生。无症状或无其他限制的情况下，蛋白质每天可以按照每千克体重 1.5 克左右摄入。若有血清蛋白低的情况时，需要摄入更多的蛋白质。但是应避免无限制地大量摄入蛋白质，因为超量可引起血氨升高，成为肝性脑病的潜在诱因。

由于部分肝炎通过消化系统传播，因此与家人、朋友共同进餐时，应主动使用公筷、公勺，必要时应分餐进食。

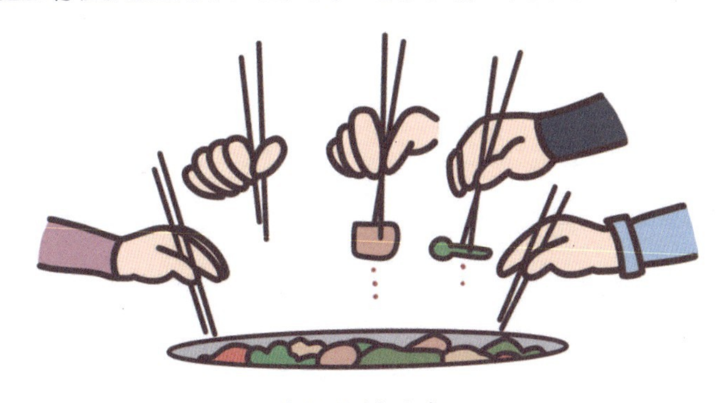

请用公筷公勺

2. 食物的选择

✅ 宜用食物

慢性肝炎患者摄入蛋白质时，应将动物蛋白、植物蛋白均衡搭配，保证不同氨基酸的适当配比。人体内不能合成或合成量不足时，需外源性（食物或药物）供给。肝炎患者的胆汁酸盐分泌减少或淤阻时，会导致脂肪和脂溶性维生素吸收障碍，反过来又影响肝功能的恢复。肝炎患者应选用维生素含量高的食物，如深颜色的蔬菜和水果、小米、燕麦、酵母等。

忌用食物

慢性肝炎患者饮食宜清淡，应少吃刺激性食物，如辣椒、浓茶、咖啡等；少吃烧烤、腌制、熏制等食物。

严格限酒。酒精对肝脏有损害，长期饮酒是慢性肝炎转化为肝癌的高危因素，因此慢性肝炎患者应严格限酒。

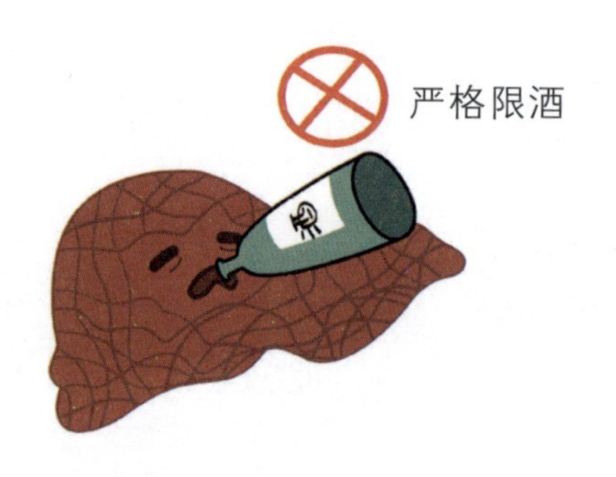

忌食不洁、变质食物。世界卫生组织指出，经济不发达地区由于不洁食物引起肝炎比例较大，且变质食物可能含有致癌物质，对肝炎患者来说更容易诱发癌变。保存不当的蔬菜、霉变的粮食都不能食用。

3. 在疾病不同时期的饮食治疗原则

（1）急性加重期：适量碳水化合物，适量优质蛋白，适当限制脂肪的摄入，少量多餐。

（2）水肿或腹水：应限制水、电解质的摄入。水限制在每天1000 毫升左右，钠限制在每天 2 克；腹水患者饮食以低盐、高蛋白为主，以控制腹水的形成。

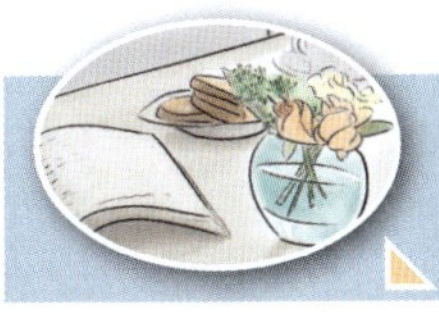

来看看他们的三餐是怎么吃的，您认为他们吃得对不对

案例

案例 1：周女士，42 岁，患慢性丙肝 7 年，轻度黄疸。

早餐：2 根油条（120 克）、豆浆（80 克）、卤蛋（60 克）。

午餐：米饭（大米 120 克）、梅菜扣肉（五花肉 120 克）、凉拌秋葵（50 克）、菠菜豆腐汤（菠菜 200 克，豆腐 50 克）。

晚餐：杂粮粥（黑米、红豆、绿豆、薏米、粳米、花豆共 90 克），酱牛肉（牛肉 150 克），香煎三文鱼（300 克）。

点评：这种饮食方案是不可取的。患者已经有轻度黄疸，脂肪类食物不容易消化，所以梅菜扣肉需要用瘦肉类替换。慢性肝炎忌油炸食物，这个食谱中的油条、香煎三文鱼均不合适。碳水化合物和优质蛋白平时也要注意烹饪方式，应尽可能选择清蒸，避免油炸。

案例

案例2：周先生，63岁，患慢性乙肝16年，原发性肝癌术后5年，乏力。

早餐：葛根粉粥（葛根30克，粳米50克）。

午餐：米饭（90克）、蒜蓉炒菜心（200克）、姜黄炒虾仁（150克）。

加餐：鲫鱼白扁豆粥（鲫鱼肉200克、白扁豆25克、小米30克），苹果半个（80克）。

晚餐：米饭（90克），滑蛋牛肉（牛肉100克、鸡蛋60克），凉拌西兰花（100克）。

加餐：酸奶（80克），水果拼盘（葡萄、猕猴桃、西瓜共150克）。

点评：该食谱是值得推荐的。考虑到患者的年龄及身体情况，将每天的饮食分为5餐。食谱中虾仁、鲫鱼、牛肉、酸奶等均为优质动物蛋白，并混搭有少量的植物蛋白。慢性肝炎患者患病周期长，食欲减退，多种类的食物有利于保持食量。蔬菜、水果种类多，可以提供充足的维生素，适量的粗纤维有利于保持大便通畅。

肝硬化患者饮食调养

在我国，肝硬化是常见的消化系统疾病，早期可能没有明显症状，但后期往往引起严重的并发症，累及多个系统的脏器，目前尚无根治办法。肝硬化的治疗主要在于早期发现和阻止病情进一步恶化。

关于肝硬化您知道多少

1. 什么是肝硬化

肝硬化是由各种慢性肝病引起的肝脏长期、慢性受损，肝脏组织修复性增生，导致其原有的组织结构遭到破坏，肝脏弥漫性纤维化，逐渐变硬，肝功能部分或全部丧失。

2. 哪类人群易得此病

在我国，引起肝硬化的原因最常见的是病毒性肝炎，其次为长期大量酗酒引起的酒精性肝病，除此之外还有脂肪性肝病、长期胆汁淤积、化学性肝病、循环障碍、代谢障碍、寄生虫性肝病、遗传性疾病等。炎症、饮酒、肥胖及代谢综合征是肝硬化继续进展的常见因素。肥胖肝硬化者发生原发性肝癌的风险也显著增加。

3. 发病时的症状、特征

根据肝脏功能，肝硬化可以分为代偿期和失代偿期。

（1）代偿期，又称为隐匿期，可以没有症状或仅有轻微症状，如轻度乏力、肝脏轻度增大、轻度黄疸等。

（2）失代偿期主要是由于肝脏功能受损及门静脉压力增高导致的，可表现为消瘦、面色暗沉、食欲减退、腹胀、黄疸、腹

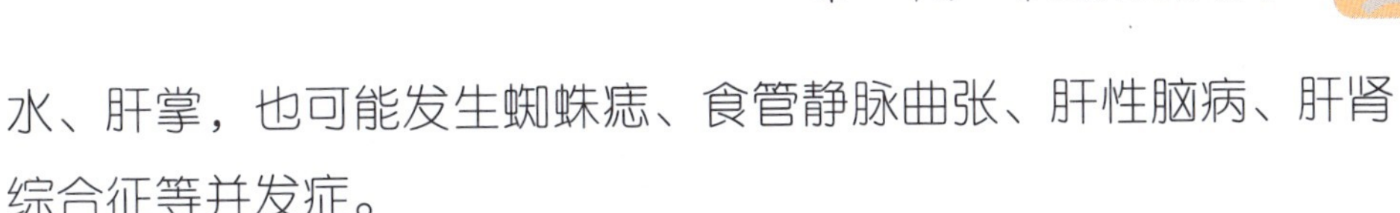

水、肝掌，也可能发生蜘蛛痣、食管静脉曲张、肝性脑病、肝肾综合征等并发症。

4. 疾病发展带来的危害

肝脏在人体内发挥着巨大的作用，涉及消化系统、机体代谢功能、凝血功能等，具体包括以下几种。

（1）分泌胆汁，促进食物的消化。

（2）储存糖原，调节人体糖类、脂类、蛋白质的代谢，影响免疫功能。

（3）储存、代谢多种维生素。

（4）参与人体激素的代谢。

（5）有解毒作用，中和体内的有害物质、微生物抗原性物质。

（6）合成人体凝血功能所需的多种成分的场所。

肝硬化失代偿后，肝脏原有的各种功能不同程度地减退，可能出现胆汁分泌异常导致消化功能障碍，代谢功能紊乱甚至影响机体免疫功能，雌激素的灭活受到影响，凝血因子合成障碍导致机体凝血机制受损。

除肝脏原有功能直接受损，肝硬化失代偿后往往还会影响脏器。消化系统静脉曲张，容易发生大出血，甚至危及生命；消化系统静脉压力增高及电解质紊乱，导致腹水；含氨物质代谢障碍容易诱发肝性脑病，发生狂躁或陷入昏迷；电解质调节紊乱，影响血管及循环调节，导致肾脏出现继发性的问题等。

5. 饮食治疗为什么重要

饮食对肝硬化患者的康复具有重要意义。肝硬化患者消化功能容易受到影响，代偿期不合理的饮食能够加速肝功能受损；失代偿期机体消化功能受到严重影响，且往往没有食欲，循序渐进地开展进食方案，能够保证肝硬化患者的营养供给。由于消化系统静脉曲张及压力增高，饮食不当可能直接损伤静脉导致大出血。含氨物质代谢障碍后，不合理的饮食能诱发患者发生肝性脑病。

怎样通过正确饮食来治疗肝硬化

1. 肝硬化患者饮食治疗的基本原则

肝脏是消化系统中重要的器官，所以肝硬化患者的饮食会受到较多限制，而且在疾病的不同阶段，饮食限制的内容也有区别，总体上肝硬化患者应遵循高热量、高维生素和易消化的饮食原则。

2. 在疾病不同时期的饮食治疗原则

肝硬化患者的饮食应根据肝功能损害程度、并发症种类及程度、营养状态评估综合考虑，根据患者食欲及消化能力调整，鼓励患者进行个体化饮食。

酒精性肝硬化：不健康的生活方式和对治疗依从性差是酒精性肝硬化营养问题突出的主要原因，应严格戒酒，及时调整生活方式。

肝硬化腹水：肝硬化腹水的饮食治疗要限制钠盐（每天摄入不超过 2 克），严格限盐者每天摄入钠盐 1 克以下，应注意限盐可能导致食物口味改变等，引起患者食欲减退，同时限制液体摄入量，每天少于 1000 毫升。

胃底静脉曲张和门静脉高压：食物宜软质，并保证一定量的粗纤维摄入。消化系统黏膜较薄，容易被坚硬食物划伤，静脉曲张和静脉高压会使血管容易破裂，而且不易凝血，容易发生大量出血。活动性消化道出血期间常需要禁食、禁水。禁食期间建议给予肠外营养。切勿用力排便。

肝性脑病：肝性脑病患者应摄入优质蛋白，并以植物类优质蛋白为主，如豆制品等。轻微肝性脑病患者的蛋白质摄入量可以不减少；严重肝性脑病患者可酌情减少或短暂限制蛋白质的摄入，根据患者耐受情况逐渐增加蛋白质摄入量。然而，如果一日三餐进食蛋白质总量过多，则会产生副作用。因为过量的蛋白质可在体内产生过多的氨，肝脏不能将其转化为无毒物质排出体外，可导致肝性脑病。

3. 食物的选择

宜用食物

肝硬化患者应选择优质蛋白类食物，食用容易消化、富含维生素的新鲜蔬菜和水果。适量摄入粗纤维，保持大便通畅。

建议肝硬化患者每天每千克体重摄入 30~35 千卡热量，以满足机体的代谢需求。蛋白质摄入不足是肝硬化营养不良的重要因素。建议肝硬化患者每天每千克体重摄入蛋白质 1.2~1.5 克。肝硬化患者应避免长时间处于饥饿状态，少量多次进餐（正餐 + 加餐），可以促进蛋白质和能量吸收。

⊗ 忌用食物

肝硬化患者应该忌过量饮食、忌油炸或煎烤食物、忌生冷食物、忌坚硬食物。

忌过量饮食：糖类摄入过多，需在肝脏内转化为脂类，肝功能受损时，肝脏将单糖合成糖原贮存和将一部分单糖转化为脂肪的功能已显著降低，若长期大量进食糖类食物，就会出现肝性糖尿病和脂肪肝。肥腻、多脂和高胆固醇食物在人体内需要大量的胆汁协助完成消化，胆汁的分泌主要由肝脏完成，因此肝硬化后，应忌肥腻、多脂和高胆固醇的食物。

忌油炸或煎烤食物：烧烤、油炸、腌制食物或多或少含有致癌物质，长期食用，容易增加肝癌的发病风险。

忌生冷食物：各种海产品和冷肉，由于加工不当容易滋生细菌或病毒，其中可能包括肝炎病毒，容易导致患者发生急性肝炎并加重病情。

忌坚硬食物：存在门静脉高压或消化系统静脉曲张时，禁止食用硬、粗、刺激性食物，避免胃肠道出血，如花生、瓜子、甘蔗、核桃等。

食用油腻食物后应避免立即饮茶，这是因为茶叶中含有的成分不利于肠道的蠕动，容易引起便秘，增加肝脏的毒性和加重致癌物对抗体的损害。用力排便还会增加消化道出血的风险。

来看看他们的三餐是怎么吃的，您认为他们吃得对不对

案例

案例 1：吴先生，52 岁，肝硬化 7 年，腹水 2 年，腹胀。

早餐：白粥（大米 50 克），咸菜（25 克），水蒸蛋（鸡蛋 60 克、酱油 3 克、盐 2 克）。

午餐：米饭（大米 80 克），鸡肉山药粥（鸡肉 100 克、山药 30 克、大米 50 克），木耳炒肉片（瘦肉 100 克、木耳 10 克）。

晚餐：米饭（大米 80 克），茴香鸡蛋（鸡蛋 300 克、茴香 50 克），莼菜豆腐汤（莼菜 150 克、豆腐 100 克、冬笋 50 克）。

点评：该患者的饮食方案是错误的。腹水患者应严格限制水和钠的摄入。水的摄入不仅包括直接饮用的水，还有汤类，患者三餐中每餐均有粥或汤类，再加上喝水，每天的水摄入量容易超标。酱油中也含有很高的盐分，患者饮食中虽然少放了盐，但咸菜、酱油会增加患者的盐摄入量。

案例

案例 2： 乐先生，53 岁，肝硬化 8 年，食欲差、进食后易腹胀，中度营养不良。

早餐：大米粥（大米 50 克），馒头（面粉 75 克），肉松（猪肉松 15 克）。

加餐：甜牛奶（鲜牛奶 250 克，白糖 10 克），苹果 150 克。

午餐：米饭（大米 80 克），红烧带鱼（带鱼 200 克），素炒油菜（油菜 150 克）。

加餐：水冲藕粉（藕粉 30 克，白糖 10 克）。

晚餐：米饭（大米 80 克），烧鸡块（鸡块 100 克），西红柿炒豆腐（豆腐 50 克，西红柿 100 克）。

点评： 该方案的食物搭配是值得推荐的。肝硬化患者消化功能受影响后，每餐进食量受限，可以更改为少量多餐。本案例将一天的饮食分为 5 餐，可以避免患者进食后出现腹胀。饮食结构中以淀粉类和蛋白质为主，保证了充足的能量和蛋白质供应。淀粉类包含了粥、馒头、米饭、藕粉，蛋白质以动物蛋白为主，包含了肉松、牛奶、鱼、鸡肉，蔬果类有苹果、油菜、西红柿。每餐中食物搭配合理，种类不一，尽可能地增加了肝硬化患者的食欲。

高血压患者饮食调养

高血压作为一种最常见的慢性非传染性疾病，其患病率呈不断上升趋势。2019 年 8 月发布的《中国高血压防治现状蓝皮书 2018》中的数据显示，目前我国 18 岁及以上高血压患病人数约 3.58 亿人，相当于每 100 个成人中，就有 25.5 个人患病，全国每年平均新增高血压患者 1000 万人。高血压作为心脑血管疾病最重要的危险因素，其主要并发症如脑卒中、心肌梗死、心力衰竭及慢性肾脏病等导致的致残、致死率高，严重消耗医疗和社会资源，给家庭和社会造成沉重负担，已成为我国一项重要的公共卫生问题。

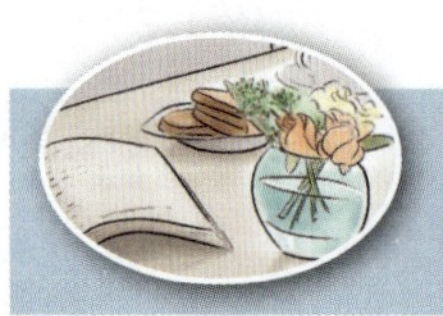

关于高血压您知道多少

1. 什么是高血压

高血压是指以体循环动脉血压（收缩压和/或舒张压）升高为主要特征，在安静、清醒和未使用降压药的条件下采用标准方法测量，至少3次非同日收缩压≥140mmHg和/或舒张压≥90mmHg。如果仅收缩压达到标准，则称为单纯收缩期高血压。

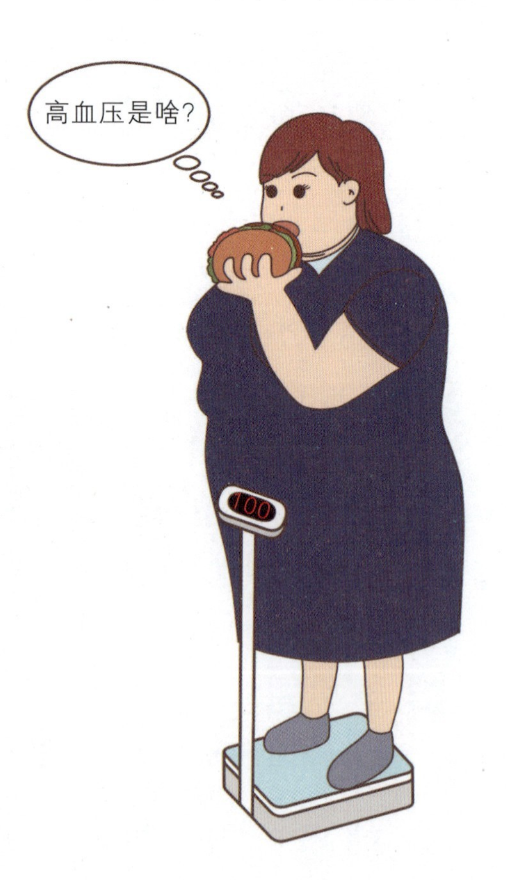

高血压是由遗传因素和环境因素的相互作用所导致的多因素、多环节、多阶段和个体差异较大的疾病。常见症状有头晕、头痛、颈项强直、疲劳、心悸等，也可出现视物模糊、鼻出血等较严重的症状。典型的高血压头痛在血压下降后即可消失。高血压分为原发性高血压（病因不明，占所有高血压患者的 90% 以上）和继发性高血压。

高血压的发病率城市高于农村，北方高于南方，随年龄而逐渐增加。女性在绝经期前略低于男性，绝经期后稍高于男性。高血压与遗传、饮食、精神因素、吸烟、肥胖、缺乏运动、酗酒等也有一定关系。

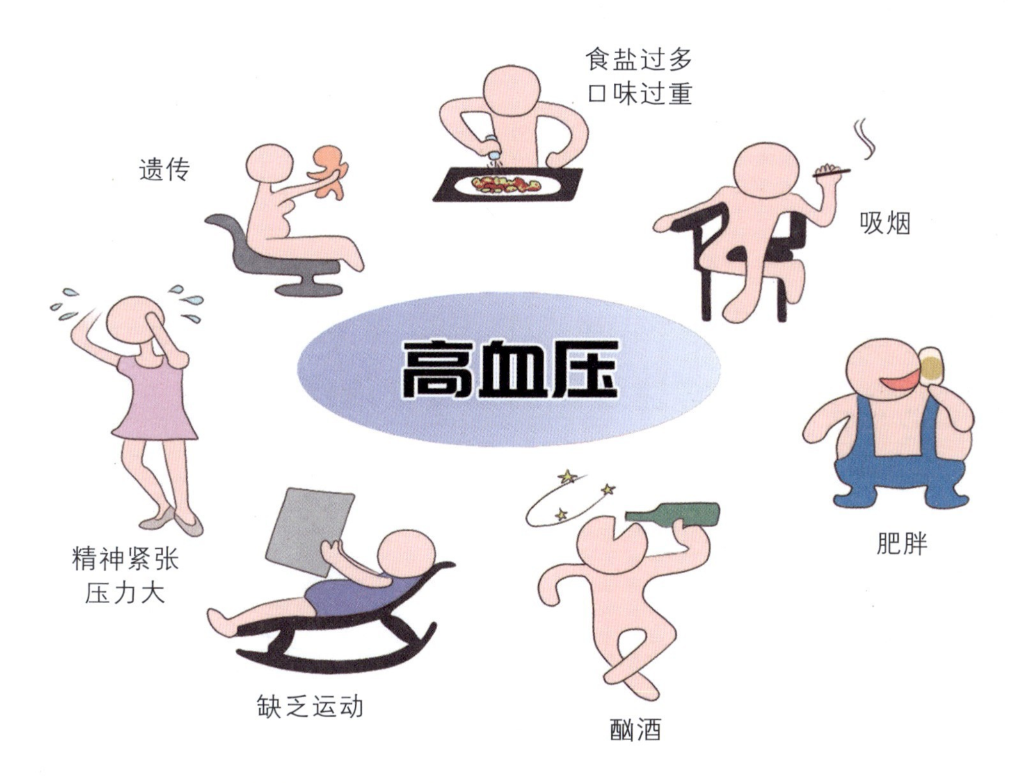

高血压是最常见的慢性病，是健康的“隐形杀手”，是心脑血管疾病最主要的危险因素，可损伤人体的重要脏器，如心、脑、肾的结构和功能，最终导致脑卒中、心力衰竭、肾衰竭等。

2. 饮食治疗为什么重要

目前国外及我国的一些医学专家认为，药物治疗只能暂时降低血压，而且药物的不良反应和费用会加重患者的负担，只有非药物治疗方法及多种方法联合应用，才会取得理想的效果，其中饮食治疗作为非药物治疗的一个重要组成部分，尤其是对早期轻度高血压患者而言，适当的饮食治疗可使血压在不服用药物的情况下恢复到正常水平。

高血压患者通过合理饮食、控制不良饮食习惯，可使血压水平下降，并减少其他疾病和并发症的发生风险。

怎样通过正确饮食来治疗高血压

高血压患者饮食治疗的基本原则：四高四低五忌七宜。

1. 四高

（1）高蛋白质：每天蛋白质的摄入量以每千克体重 1 克为宜，例如体重 60 千克的人，每天应吃 60 克蛋白质，动物蛋白和植物蛋白各占 50%。

①应多吃鱼、大豆或豆制品（豆浆、豆腐、豆腐皮等）。鱼肉中含有丰富的蛋氨酸和牛磺酸，可以促进尿中钠的排出，抑制钠盐对血压的影响，从而起到调节血压的作用；鱼肉中还含有不饱和脂肪酸，能降低血胆固醇，还可改变血小板的凝聚性，抑制

血栓形成，预防脑卒中。

②大豆虽无降压作用，但对预防脑卒中和降低胆固醇均有良好的效果。如果高血压合并肾功能不全时，应在医生的指导下，采取低蛋白的饮食措施，以协助治疗。

（2）高钙：含钙丰富的食物如牛奶、芝麻酱、虾皮、豆制品、绿色蔬菜等，对血管有保护功能，并有一定的降压作用。

（3）高微量元素：多摄入富含钾、镁、碘和锌的食物，这些微量元素有降低血压、保护心脏和预防动脉粥样硬化的功能。

①含钾高的食物主要有柑橘、苹果、杏、红枣、葡萄、大豆、黑豆、菠菜、土豆、禽类、鱼和瘦肉等。

②含镁高的食物主要有各种豆类、苋菜、桂圆、豆芽等。

③含碘高的食物主要有海鱼、海带、紫菜、淡菜、海蜇、大白菜、玉米等。

④含锌高的食物主要有瘦牛肉、瘦猪肉、动物肝脏、牡蛎、黄鱼、花生、糙面粉等。

（4）高纤维素

①提倡吃谷薯类食物，如淀粉、面粉、大米、红薯等。特别是玉米面、小米、燕麦、荞麦等含膳食纤维较多的食物，这些食物能促进胃肠蠕动，有利于胆固醇的排出。

②多吃绿色蔬菜和新鲜水果。绿色蔬菜和新鲜水果富含维生素 C、胡萝卜素及膳食纤维等，有利于心肌代谢，可改善心肌功能和血液循环；还可促进胆固醇的排泄，防止高血压发展。

2. 四低

（1）低盐：由于食盐中的钠离子（食盐的主要成分是氯化钠）与高血压的发病密切相关，所以高血压患者应限制食盐的摄入量，一般每天用盐量应控制在6克以下（最好是3~5克），使食物稍有咸味即可。伴有耳鸣、眩晕、水肿的高血压患者，更应严格控制食盐的摄入量，每天用盐量应控制在2克以下，或用10毫升酱油代替食盐。一般含盐多的食物主要有腌制食品（咸肉、咸菜、酱菜等）、味精等。

（2）低脂：要尽量减少动物脂肪（如猪油、肥肉、动物内脏）的摄入，烹调时多用植物油（如橄榄油、菜籽油、大豆油、花生油、玉米油等），全天烹调用油的总量宜控制在20~30克。植物油中的亚油酸对增加微血管的弹性、防止高血压并发症有一定的作用。

（3）低胆固醇：要限制含胆固醇高的食物，如动物内脏、肥肉、鱼子、蛋黄、乌贼鱼等。长期进食高胆固醇食物，可能导致高脂血症，使动脉内脂肪沉积，加重高血压的发展。

（4）低糖：要限制糖的摄入，糕点、糖果尽量不吃，最好不喝含糖饮料；可以选择喝淡茶（特别是绿茶），这样可以摄入丰富的微量元素，起到降脂、降压的作用。

3. 五忌

（1）忌酒精：过量饮酒不但会造成对胃和肝脏的刺激，还会促使血液循环加快，增加心脏和血管负担，白酒等烈性酒尤其不适合高血压患者。

（2）忌辛辣：辛辣食物（辣椒、葱、姜、蒜等）会促进血液循环，增加血容量，使心血管负担加重，尤其对血压影响较大，应尽量不吃或少吃此类食物。

（3）忌暴饮暴食：食物摄入要适量，进食过多会增加胃肠道和心血管的负担，尤其是易腹胀的豆类和高纤维食物，会在胃

中膨胀，更不利于控制血压。

（4）忌高胆固醇：引起血压升高的因素很多，比如血管壁弹性变差、血脂过高等原因都会明显影响血压。因此，油炸食品、肥腻的肉类、高胆固醇的动物内脏和甜食、甜饮料都要严格控制，能不吃就不吃。

（5）忌猛喝水：好多人每天喝水没有什么规律，觉得口渴了就“咕咚咕咚”地喝一大杯水。这种喝水习惯会造成血容量瞬间增加，压迫血管壁并造成肾脏负担，尤其对高血压、冠心病患者来说比较危险。

4. 七宜

（1）宜吃豆类：红豆、绿豆、黄豆等。

（2）宜吃菌类：香菇、蘑菇等。

（3）宜吃鱼类：鲑鱼、金枪鱼、鲱鱼、鲭鱼、比目鱼等。

（4）宜吃绿叶蔬菜：芹菜、菠菜等。

（5）宜吃根茎蔬菜：荸荠、萝卜、葫芦、洋葱、茄子、玉米、丝瓜等。

（6）宜吃新鲜水果：橘子、柠檬、山楂、香蕉、柿子、苹果、菠萝、甜瓜、西瓜、西红柿等。

（7）宜吃全谷类主食：小麦、玉米、燕麦、大米、高粱等。

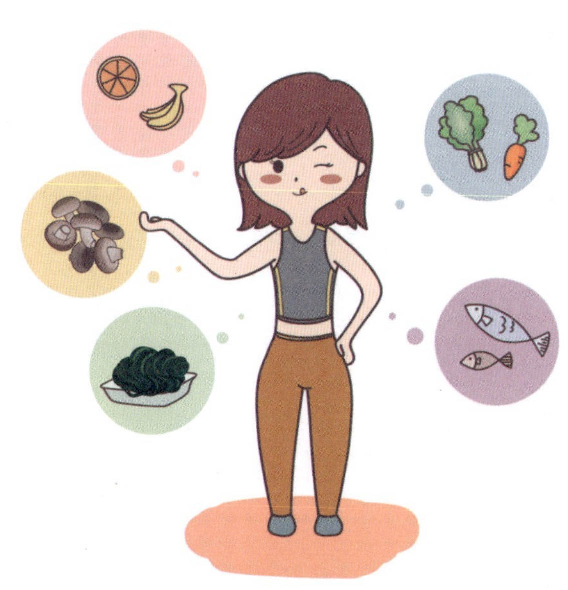

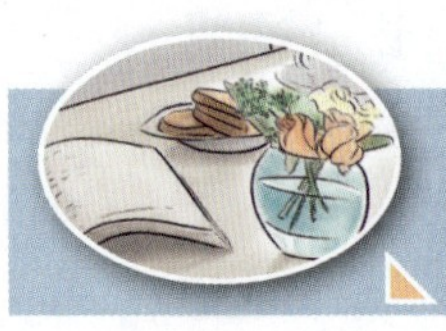

来看看他们的三餐是怎么吃的，您认为他们吃得对不对

案例

案例1： 王女士，50岁，身高158厘米，体重60千克，高血压1级高危，病史8年，口服降压药血压控制在150/80mmHg……

早餐：咸菜粥1碗，鸡蛋1个。

中餐：米饭半碗，五花肉5块，白切鸡6块，可乐200毫升。

晚餐：大份牛肉粉1碗。

点评： 这种饮食方案是错误的。根据BMI指数可算出该患者属于超重，高血压病史8年，饮食上应忌五花肉这种高胆固醇食物；咸菜这种腌制食品也应少吃；可乐这种高糖饮料能不喝就不喝，可喝水或喝无糖饮料。患者一日三餐未进食蔬菜、水果，这也是不可取的。

案例 2：李先生，60 岁，高血压 3 级很高危……

早餐：小米粥 1 碗，馒头半个，鸡蛋 1 个。

中餐：米饭 1 碗，鲫鱼炖豆腐，清炒莴笋丝。

加餐：苹果 1 个。

晚餐：米饭半碗，胡萝卜炒肉，绿豆汤 100 毫升。

点评：这种饮食方案是合理的。少量多餐、荤素搭配、营养均衡。

冠心病患者饮食调养

冠状动脉粥样硬化性心脏病简称“冠心病”，是冠状动脉血管发生粥样硬化引起管腔狭窄或阻塞，造成心肌缺血、缺氧或坏死而导致的心脏病。

根据最新的中国心血管病报告统计，我国心血管病患者达 2.9 亿，平均每 30 秒至少有 1 个人死于心血管病，死亡率极高。冠心病多发于中老年人群，男性多于女性，以脑力劳动者居多。近年来冠心病在我国的发病率呈不断上升的趋势。冠心病一般以发生心肌梗死为主要症状，有明显的地域和性别差异。

关于冠心病您知道多少

1. 病因

冠心病的危险因素主要包括遗传、年龄与性别、高脂血症、高血压、吸烟、糖尿病、肥胖、久坐、不良的生活方式等。常见诱因主要包括劳累、情绪激动、饱餐、寒冷刺激等。

2. 分型

1979 年世界卫生组织将冠心病分为 5 大类：无症状性冠心病（隐匿型冠心病）、心绞痛、心肌梗死、缺血性心肌病和猝死。临床上常分为慢性冠脉疾病（包括稳定型心绞痛、缺血性心肌病、隐匿型冠心病等）和急性冠状动脉综合征（不稳定型心绞痛、非 ST 段抬高型心肌梗死、ST 段抬高型心肌梗死）。

3. 症状

（1）患者常感疲乏、无力，不想动或嗜睡。

（2）气短，患者感到气不够用或呼吸困难，活动时加重，休息时减轻，平卧时加重，坐位时减轻。

（3）胸闷、胸痛。多在心前区、胸骨后，有时向左肩、下颌、左手臂及背部放射；疼痛的性质可以是闷痛、压痛及刀割样疼痛，疼痛时往往不敢动，严重时会出汗；疼痛一般持续数秒，舌下含服硝酸甘油往往可以缓解。

（4）晕厥。冠心病心律失常，心率过快、过慢，传导阻滞，心脏停搏等均可使心排血量降低。由于大脑对缺氧十分敏感，缺氧会导致大脑供血不足，轻者感到头昏，重者可出现眩晕甚至晕厥。

（5）咳嗽、咳痰。冠心病患者心功能不全时，由于肺部充血，可出现咳嗽、咳痰。痰量一般不多，严重时可为粉红色泡沫痰。

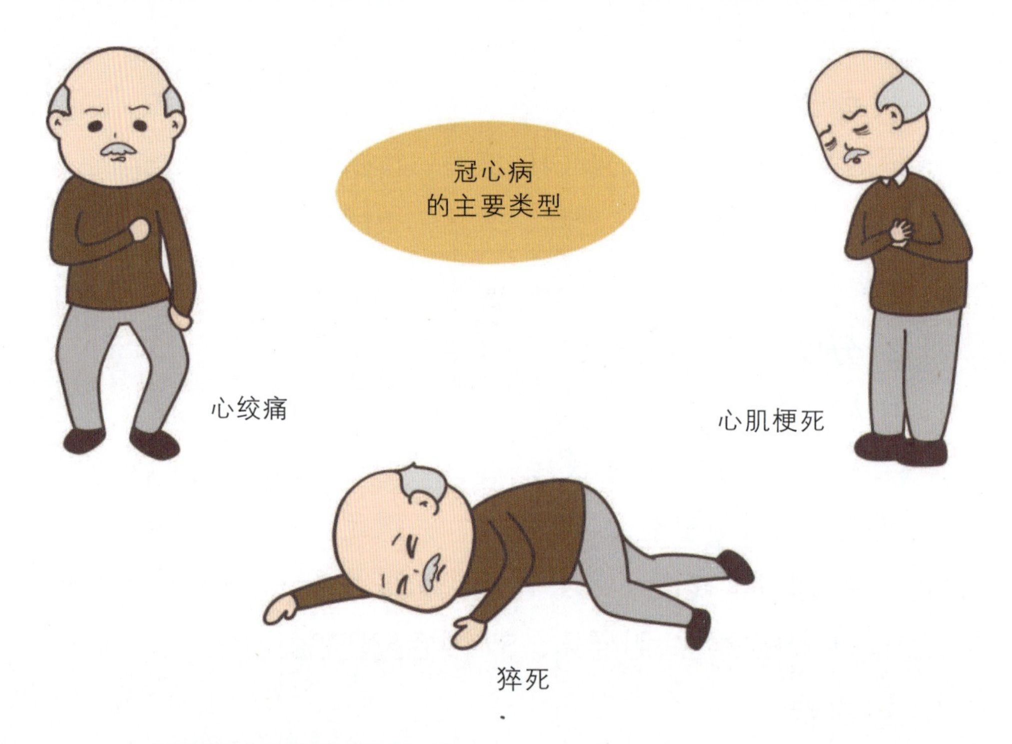

4. 哪类人群易得此病

高血压、高脂血症、糖尿病、吸烟、肥胖、A 型性格、体力活动过少、精神压力过大及有冠心病家族史等人群均易得冠心病。

5. 饮食治疗为什么重要

人们日常生活中油脂类食物以及精细食物等摄入增加，而粗纤维类食物摄入明显减少，从而导致血脂异常及动脉粥样硬化，促使冠心病发生。有人说冠心病是“吃出来的病”，这句话也是有一定道理的。

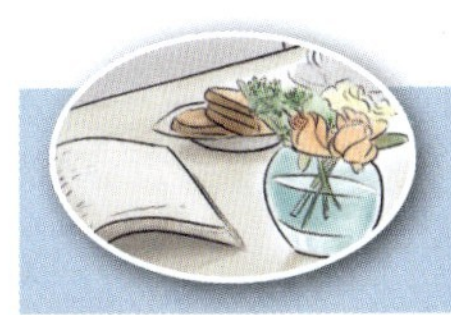

怎样通过正确饮食来治疗冠心病

1. 控制脂肪、胆固醇摄入

（1）多吃不饱和脂肪酸含量高的植物油，少吃或不吃富含饱和脂肪酸的动物脂肪。

（2）多吃植物油，如豆油、花生油、芝麻油、玉米油、菜籽油等，油的主要成分是谷固醇，谷固醇不但不能被肠道吸收，而且能阻止食物中胆固醇在肠道的吸收，有降低血浆胆固醇的作用。

（3）尽量多吃黄豆及其制品，如豆腐、豆腐干等，其他如绿豆、红豆也很好。豆类含植物固醇较多，有利于胆酸排出，且被重吸收量减少，胆固醇合成随之减少。

（4）动物脂肪（如肥肉、猪油）、动物内脏（肝、脑、肾、鱼子）、奶油、蛋黄等，含较多的胆固醇，吃多了会加重病情。

一般胆固醇摄入量应控制在每天300毫克以下。鱼类含胆固醇较低，鱼油在防治冠心病中有重要的价值。牛奶含抑制胆固醇合成因子，每1瓶牛奶仅含脂肪9克、胆固醇30毫克，故冠心病患者不必禁牛奶。

2. 适量摄取蛋白质

蛋白质是机体必需的营养物质，还能阻止脂类物质在组织中沉积。但研究显示摄入过多动物蛋白反而会增加冠心病的发病风险。建议冠心病患者的饮食结构中蛋白质最好占总热量的15%，或者按每千克体重2克供给，不可过量摄取。

3. 多吃新鲜蔬菜、水果

新鲜蔬菜、水果中含有大量的维生素和矿物质。维生素可以促进脂类物质代谢，提高血管壁的抵抗力，使血管壁有弹性，有促进创伤愈合的作用。同时植物纤维可阻止胆固醇在肠内吸收，使其很快排出体外。所以每天多吃些新鲜蔬菜、水果，如小白菜、菠菜、茄子、西红柿、苹果、西瓜等，对冠心病患者是有好处的。

4. 少吃盐，多吃富含钾的食物

（1）有些冠心病是由高血压引起的，食盐量过多，会使患者的动脉壁钠盐含量增加，导致血管对升压物质敏感性增加，动脉痉挛收缩，血压升高。临床研究证实，如果每天食盐摄入量从10克减少至5克，收缩压和舒张压可下降5~10mmHg。所以炒菜、做汤不要太咸，每天食盐量应控制在3~5克。

（2）增加钾的摄入量有利于钠和水的排出，有利于高血压的防治。应多吃含钾高的食物，如龙须菜、豌豆苗、莴笋、芹菜、丝瓜、茄子等。

5. 适当控制主食量，防止体重增加

常吃粗粮、杂粮，如高粱米、玉米、小米等。日常饮食不宜过饱，提倡少量多餐，每天 4~5 餐，不暴饮暴食，最好少吃糖和含糖量高的食物。

6. 适量喝茶

茶叶中含有儿茶酸，有增加血管柔韧性、弹性和渗透能力的作用，可以预防血管硬化。但喝茶不宜过多，茶不宜过浓，过浓可引起失眠并刺激心脏，使心跳加快，血压升高。

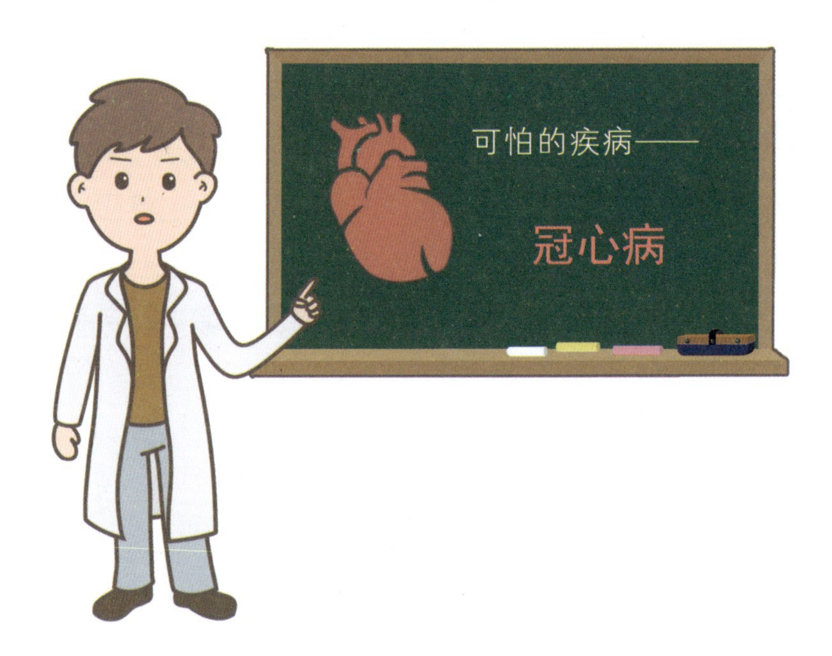

7. 冠心病饮食小贴士

冠心病的“一、二、三、四、五”和“红、黄、绿、白、黑”。

（1）“一、二、三、四、五”：“一”是 1 袋奶。从 1 岁起（此前吃母奶）坚持每天喝牛奶至终身，对人一生的健康都是有好处的。既补充了钙，又能减少冠心病、动脉硬化的发生。

“二”是每天250克主食。但这点并不固定，瘦人可稍吃多些，胖人则应少些。要通过调整主食来控制体重。“三”是每天要吃3份高蛋白食品。1份高蛋白是指50克瘦肉或10克鱼或一个鸡腿或10克鸭肉。每天早、中、晚餐，每餐1份高蛋白。“四”是四句话，“有粗有细，不甜不咸，三四五顿，七八分饱”。“五”是50克蔬菜和水果。

（2）“红、黄、绿、白、黑”：红，红葡萄酒，一个健康的人每天喝50~70毫升的红葡萄酒，可以减轻动脉粥样硬化，延长寿命。黄，指胡萝卜、红薯、南瓜、西红柿等含维生素A较多的红黄色蔬菜。绿，绿茶。喝茶对健康有益，茶中又以绿茶为最佳，喝绿茶可以减少肿瘤和冠心病的发生。白，燕麦片或燕麦粉，食用燕麦，可降低胆固醇，每天50克（主食应相应减去50克），水煮3~10分钟，兑牛奶食用。黑，黑木耳，每天吃10克黑木耳，坚持50天，血液黏度下降，不易形成脑血栓和发生心肌梗死，并可化解近期梗死和血栓。

来看看他们的三餐是怎么吃的，您认为他们吃得对不对

案例

案例 1：邓女士，48 岁，患冠心病 5 年，偶有心前区刺痛、剧烈活动后胸闷、气短……

早餐：米饭 1 碗，野笋炒鸡蛋，猪油炒莴笋。

中餐：米饭 1 碗，青椒炒腊肉，丝瓜汤 150 毫升。

晚餐：西瓜 1/4 个，苹果 1 个，小零食若干。

点评：这种饮食方案是错误的。该患者每天只吃早、中两顿正餐，晚餐吃若干零食是不合理的。猪油、腊肉都是高胆固醇食物，腊肉还是高盐食物，都不利于控制冠心病患者的血脂。

案例

案例 2： 沈先生，50 岁，患冠心病 1 年，目前无任何不适症状……

早餐：牛奶 1 杯，鸡蛋三明治面包 1 个，玉米半个。

中餐：米饭 2 碗，芹菜炒牛肉，素炒空心菜。

加餐：橙子 1 个，淡龙井茶 100 毫升。

晚餐：包子、馒头共 3 个，红烧鲫鱼，紫菜汤 100 毫升。

点评： 这种饮食方案是可行的，但还需要优化。晚餐的包子、馒头可用玉米面或者杂粮面制作，鲫鱼可清蒸或者煮汤。

脑血管疾病患者饮食调养

脑血管疾病是危害中老年人身体健康和生命的主要疾病之一，脑卒中是成人首要的致残疾病，与心脏病、恶性肿瘤构成人类三大致死疾病。全世界每 6 个人中就有 1 个人患有脑卒中，每 6 秒钟就有 1 个人死于脑卒中，每 6 分钟就有 1 个人因脑卒中而永久致残。我国脑血管疾病的发病率呈北高南低、东高西低的地理分布特征，且随着年龄的增长而增加。

关于脑血管疾病您知道多少

1. 什么是脑血管疾病

脑血管疾病是脑血管病变导致脑功能障碍的一类疾病的总称，包括血管腔闭塞或狭窄、血管破裂、血管畸形、血管壁损伤或通透性发生改变等各种脑血管病变引发的弥漫性脑功能障碍。

2. 为什么会得脑血管疾病

（1）血管壁病变：动脉粥样硬化（约 70% 的脑血管疾病患者有此症状）、动脉炎（结核、梅毒、钩端螺旋体等所致）、先天性血管病（动脉瘤、血管畸形等）、外伤、颅脑手术、中毒、肿瘤等。

（2）心脏病和血流动力学改变：高血压、风湿性心脏病、心律失常、房颤等。

（3）血液成分和血液流变学改变：各种原因致血液凝固性增加和出血倾向。

（4）其他：空气、脂肪、癌细胞和寄生虫等栓子，脑血管受压、外伤、痉挛等。

（5）诱发因素：凡能引起血压急剧波动或脑部血液供应变化的各种原因均可成为脑卒中的诱因。如情绪波动、饮食不节、

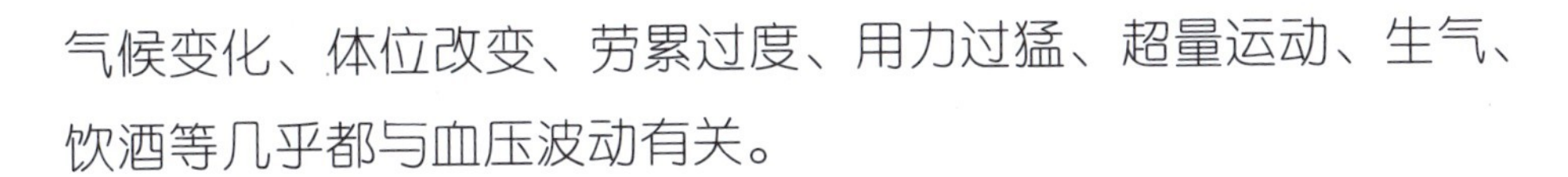

气候变化、体位改变、劳累过度、用力过猛、超量运动、生气、饮酒等几乎都与血压波动有关。

3. 分类

短暂性脑缺血发作、脑梗死、慢性脑缺血、蛛网膜下腔出血、脑出血、硬膜下出血、硬膜外出血、高血压脑病、颅内动脉瘤、颅内血管畸形、脑血管炎、颅内静脉窦血栓形成等。

4. 症状

运动功能障碍、感觉功能障碍、言语功能障碍、认知功能障碍、头痛、头晕、精神异常、自主神经功能紊乱（如全身乏力、出虚汗、低热、心悸或胸闷不适、呃逆、恶心呕吐等）、双眼凝视、眼震、颈强直等。

5. 易感人群

中老年男性，高血压、高脂血症、心脏病、糖尿病患者，吸烟者，酗酒者，肥胖者，个别特殊人群（如口服避孕药、感染等）。

6. 危害

脑血管疾病是危害中老年人身体健康和生命的主要疾病之一，脑卒中是成人首要的致残疾病，与心脏病、恶性肿瘤构成人类三大致死疾病，给患者及其家庭、社会带来沉重的负担和痛苦。

7. 饮食治疗为什么重要

预防脑血管疾病，首先要控制引起脑血管疾病的危险因素，已被人们公认的危险因素有高血压、高脂血症等。除药物治疗、运动治疗外，合理的饮食对脑血管疾病患者的康复具有一定的促进作用。

怎样通过正确饮食来治疗脑血管疾病

1. 多吃含钾、钙丰富的食物

土豆、茄子、海带、莴笋等含钾较高。牛奶、酸奶、虾皮等含钙丰富。

2. 多吃新鲜蔬菜、水果

新鲜蔬菜、水果含有丰富的维生素，特别是维生素 C、胡萝卜素和矿物质（钙、磷、钾、镁等）以及较多的膳食纤维。维生素 C 可以降低胆固醇，增强血管的致密性，钙可防止骨骼和牙齿疏松，镁参与心肌酶的代谢，钾能维持体内渗透压平衡，参与酶系统的活动，对脑血管起保护作用。建议脑血管疾病患者每天进食新鲜蔬菜的量不少于 400 克、水果 100~200 克。蔬菜以新鲜、深绿色或黄色为佳。水果中草莓、橘子、猕猴桃含维生素 C 较多，芒果、杏含胡萝卜素较多。

3. 适量补充蛋白质

建议多吃富含优质蛋白的食物。动物蛋白，如鱼肉、鸡肉、蛋清、瘦猪肉、牛肉、羊肉、鸡蛋等；植物蛋白主要是豆类，如黄豆、红豆、绿豆、豆芽或豆制品等。如高血压合并肾功能不全时，应限制蛋白质的摄入。

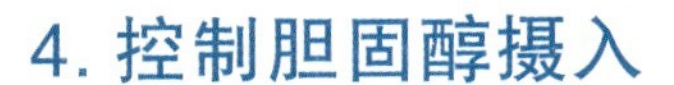

4. 控制胆固醇摄入

适当进食海产品。海鱼含有不饱和脂肪酸，能使胆固醇氧化，从而降低血浆胆固醇，还可延长血小板的凝聚时间，抑制血栓形成，防止脑卒中。海鱼还含有较多的亚油酸，对提高微血管的弹性，防止血管破裂，防止高血压并发症有一定的作用。另外，海带、紫菜等海产品，钾的含量较高，对缓解脑血管疾病也有比较好的作用。

5. 饮食要节制

众所周知，食物的主要成分是碳水化合物。过量摄入碳水化合物，可能在体内转化为甘油三酯，使血脂升高。长期的高脂血症，可引起高血压、动脉硬化。脑血管疾病患者体型肥胖者较多，再加上平时运动量不够，因此饮食一定要有节制，不能暴饮暴食，三餐七八分饱最为合适。

6. 限制脂肪摄入

脑血管疾病患者多数血脂偏高，因此对脂肪尤其是饱和脂肪酸的摄入一定要严格限制。肥肉、动物油脂、动物内脏、奶油、黄油以及胆固醇含量高的食物含有大量的饱和脂肪酸，能使血中的胆固醇、甘油三酯升高，引起动脉硬化。因此这类食物尽量不要食用，以免加重病情。在食用植物油时也要注意用量。

7. 限制食盐用量

每天用盐量应该降到 10 克以下，最理想的是 6 克左右。6 克到底是多少呢？您可以拿起一个啤酒瓶盖，一瓶盖食盐的量大约就是 6 克。那些口味偏“重”的朋友，更应该注意限制食盐用量。

8. 限制刺激性食物

尽量少吃辛辣食物，酒精类饮品和咖啡尽量不喝。酒精对血管有扩张作用，可使血流加快，脑血流量增加，因此酒后常常出现急性脑出血发作。咖啡不但具有兴奋作用，而且可以引起脑血管收缩，使大脑血流量逐渐减少。所以脑动脉硬化、高血压、暂时性脑缺血、脑梗死等患者，如果喝咖啡，很容易导致病情恶化。

来看看他们的三餐是怎么吃的，您认为他们吃得对不对

案例

案例 1： 李先生，55 岁，某销售部经理，身高 172 厘米，体重 59 千克，既往血压未知，因急性脑梗死住院，来院时血压 182/105mmHg……

患者常年有酒席等应酬，平时除了休息就是上班，每天饮酒约 600 毫升，爱吃甜食。

点评： 该患者的饮食方案是错误的。应酬时暴饮暴食、饮酒过量，加上爱吃甜食、缺乏运动，容易造成高血压导致脑卒中。

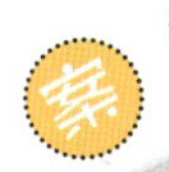

案例 2：陈女士，70 岁，脑出血后遗症期，左侧肢体肌力 2 级……

早餐：虾皮粥 1 碗，红薯 1 个。

中餐：米饭半碗，香菇炖鸡，水煮青菜。

加餐：苹果泥 150 毫升。

晚餐：小份西红柿鸡蛋面 1 碗，燕麦牛奶。

点评：这种饮食方案是合理的。该患者年龄大，少量多餐、少油、少盐、少脂，合理搭配，有利于保护血管。

肺炎患者饮食调养

肺炎是指终末气道，肺泡和肺间质的炎症，细菌性肺炎是最常见的肺炎，也是最常见的感染性疾病之一。在抗生素应用以前，细菌性肺炎对儿童及老年人的健康威胁极大，抗生素的出现及发展曾一度使肺炎病死率明显下降，但近年来，尽管应用强有力的抗生素和有效的疫苗，肺炎总的病死率不但没有降低，甚至有所上升。

新型冠状病毒肺炎，简称“新冠肺炎”，是指 2019 新型冠状病毒感染导致的肺炎。2019 年 12 月，我国湖北省武汉市部分医疗机构陆续出现不明原因的肺炎患者，而后我国其他省市及境外多地陆续出现类似患者，由此 2019 新型冠状病毒被发现。2020 年 2 月，世界卫生组织宣布将此次疾病命名为“2019 冠状病毒病（COVID-19）”，“CO”代表 Corona（冠状），“VI”代表 Virus（病毒），“D”代表 Disease（疾病），“19”代表疾病发现的年份是 2019 年。

关于肺炎您知道多少

肺炎是指终末气道、肺泡和肺间质的炎症，由病原微生物、理化因素、免疫损伤、过敏及药物所致。按病因分为以下七类。

（1）细菌性肺炎，如肺炎链球菌（即肺炎球菌）、金黄色葡萄球菌、甲型溶血性链球菌、肺炎克雷伯菌、流感嗜血杆菌、铜绿假单胞菌、大肠埃希菌、绿脓杆菌等。

（2）非典型病原体所致的肺炎，如军团菌、支原体和衣原体等。

（3）病毒性肺炎，如冠状病毒、腺病毒、流感病毒、巨细胞病毒、单纯疱疹病毒等。

（4）真菌性肺炎，如白色念珠菌、曲霉菌、放射菌等。

（5）其他病原体所致的肺炎，如立克次体、弓形虫、原虫、寄生虫（如肺包虫、肺吸虫、肺血吸虫）等。机体免疫力低下者（如艾滋病患者）容易伴发肺部卡氏肺孢菌、军团菌、鸟形分枝杆菌、结核菌、弓形体等感染。

（6）理化因素所致的肺炎，如放射性治疗、胃酸吸入、药物等引起的化学性肺炎等。

（7）支原体肺炎由肺炎支原体引起。

1. 哪类人群易得此病

一般多是抵抗力较弱的人群易得肺炎，但健康人在淋雨、受寒、喝水少、不注意穿衣、睡眠不足等导致免疫力下降的情况时，呼吸道局部防御功能降低，或者原有慢性支气管炎、阻塞性肺气肿、肺源性心脏病、支气管扩张等疾病时，也容易引起肺炎。

此外，部分其他疾病损害了机体的防御功能也容易引起肺炎，这些疾病包括严重的急、慢性疾病，晚期癌症，糖尿病，肾衰竭，呼吸衰竭等；白血病、艾滋病患者，长期应用呼吸器治疗者和长期使用镇静剂的患者也容易得肺炎；没有进行年度流感疫苗接种，或肺炎链球菌菌苗接种者，也有更高的肺部感染风险。

2. 肺炎的危害

（1）得肺炎时全身症状特别是呼吸系统症状强烈，严重影响患者的生活、工作以及个人形象。

（2）部分病原体引起的肺炎可以传染，例如各型冠状病毒、军团菌，会造成不良的社会影响。

（3）肺炎多发生于免疫力低下者，常引起老年人原有呼吸、循环系统等常见慢性病急性加重，是老年慢性病患者、长期卧床患者、免疫力低下者间接或直接致死的常见原因。

另外，肺炎还可能引起以下并发症。

（1）脓胸：脓胸是由于病菌侵入肺部后，产生脓性渗出液，形成化脓感染导致的。主要表现为高热不退、呼吸困难加重、呼吸音减弱。治疗方法主要有抗感染治疗、胸腔闭式引流等。

（2）脓气胸：脓气胸是由于肺脏边缘的脓肿破裂，与肺泡或小支气管相通，以致脓液与气体进入胸腔引起脓气胸。主要表现为呼吸困难突然加重、剧烈咳嗽、烦躁不安、呼吸音减弱或消失。治疗方法主要是抗感染治疗、胸腔闭式引流等。

（3）肺大疱：由于肺泡结构受损，肺泡扩大、破裂形成肺大疱。体积小者无症状，体积大者可引起呼吸困难。无症状者不需要治疗，有症状者需要进行引流治疗。

3. 肺炎患者饮食治疗的重要性

肺炎并不属于严重疾病，其在临床中多可被有效治愈，之所以有的患者发病严重且病情经久不愈，多与其生活、饮食习惯和身体素质等因素有关。患者在日常生活中饮食多不注意，养成不良的生活习惯，且在得病后不遵守治疗原则，日常护理不细致等都会加重病情，逐渐演变为慢性疾病，对其心肺功能造成巨大负担，严重影响患者日后的生活质量和身体健康。

因此，要想积极有效地治愈肺炎，就要在平日的生活中、饮食中多加注意，不要有太大的心理压力，要相信病情是可以控制并治愈的。

怎样通过正确饮食来治疗肺炎

1. 肺炎患者饮食治疗的基本原则

肺炎患者的日常饮食宜清淡、高营养。因肺炎患者体内多有微量元素流失，要多补充动物肝脏等含铁量高的食物、奶制品等含钙量高的食物及蔬菜等含丰富维生素的食物。另外，富含维生素 A 的食物可对患者的呼吸道起到保护及调理作用，可酌情增加。还可多吃一些降燥润肺、清热化痰、止咳的食物，如梨、蜂蜜等。

2. 饮食治疗的注意事项

普通肺炎患者的饮食相当重要，具体需要注意以下事项。

（1）忌刺激性食物：辣椒、生姜、大蒜等刺激性食物易化热伤津，会加重对肺炎患者呼吸道黏膜的损伤，使其出现咳嗽加重、痰量增加、胸部憋闷、疼痛等症状，还会诱发哮喘。

（2）忌含糖量高的食物：糖类及含糖量高的食物是一种热量补充物质，功能单纯，基本上不含其他营养素。肺炎患者进食过多糖类后会使白细胞的杀菌作用受到抑制，导致身体的防御、抗感染能力下降，加重肺炎症状。

（3）忌高蛋白饮食：肺炎患者要忌食含高蛋白的食物，1 克蛋白质在体内吸收 18 毫升水分，而且蛋白质代谢的最终产物是尿素。进食蛋白质多，排出尿素相应也会增高，而每排出 300 毫克尿素，最少要带走 20 毫升水分。因此进食蛋白质越多，所排出的尿素就越多，带走患者体内的水分就越多。特别是对于早期因高热脱水严重的患者，更应该禁止食用高蛋白食物，可在其恢复期酌情食用，但要注意食用量，防止病情加重。

（4）忌油腻食物：油腻食物会造成患者上火，助火生痰，增加痰液的量及黏稠度，且影响消化功能，使必要的营养得不到及时补充，以致抗病力降低，不利于疾病的恢复。同时海鲜等荤腥食物还会诱发痛风，对过敏体质的人也有所伤害，因此患病期

间要减少此类食物的摄入。

（5）禁食生冷、寒凉食物：肺炎患者要少吃生冷、寒凉的食物，如西瓜、梨、冰激凌、冰冻果汁、冰糕等。过食寒凉食物会损伤患者肠胃，使体内阳气受损，无力抗邪，疾病也很难痊愈，故应禁食，特别是有消化道症状的患者更应禁食。

（6）禁止吸烟：香烟中的烟焦油及尼古丁等有害物质对患者呼吸道的伤害非常大，不但刺激呼吸道黏膜，加重咳嗽等临床症状，还损伤肺组织，造成肺炎预后不良。

肺炎儿童需要禁忌更多，除以上禁忌外还需要注意以下几个方面。

禁忌一：食用加工包装类食物。各种色彩鲜艳的饮料、果冻、膨化食品等营养价值低，还含有添加剂、食用色素等成分，对小儿的肝、肾等均有损害作用，会加重肝肾负担。

禁忌二：食用酸性药物和食品。柠檬、五味子、乌梅、橘子、食醋等味酸食物，能敛、能涩，不利于发汗解表。

禁忌三：喝茶。肺炎患儿多有发热，应忌喝茶。因茶叶中的茶碱有兴奋中枢神经的作用，可使大脑保持兴奋状态，还可使脉搏加快、血压升高。发热时，机体处于正邪相争的兴奋阶段，脉搏较快。喝茶会刺激心肌，如此非但不能退热，相反还会使体温升高，诱发其他疾病。另外，茶中的鞣酸具有收敛作用，中医认为茶不利于肌表的邪气外散。

禁忌四：滥用退热药。刚发热就用过多的退热药，不仅对机体不利，还可能掩盖病情，延误治疗。因此，对发热患儿应慎用退热药，且忌用药过多，以防体温骤降，大汗淋漓，发生虚脱。

禁忌五：滥用清热药。金银花茶、板蓝根冲剂等清热药，对肺炎患儿有益。但不能较长时间服用，特别对体质较弱者，勿轻易服用清热药。否则，会伤及人体正气，使原来的症状加剧。

新冠肺炎患者的饮食应加强营养的补给，食物多样、清淡、均衡，保证各种营养素的摄入，避免患者食用生禽、海鲜、辣椒以及其他刺激性食物。同时，患者在休闲时可以进行少量的锻炼。护理人员应为他们准备一些高热量、高蛋白食物，从而补充患者的体力消耗，提高患者的免疫力。应注意从正规渠道购买冰鲜禽肉、牛奶，烹饪时要充分煮熟，避免夹生。使用不同砧板及菜刀处理生熟食，接触不同食材前后都要洗手。

3. 其他注意事项

除了调整饮食外，还应注意以下几点。

（1）做好护理：患者发生肺炎后最早出现也是最主要的临床表现是体温升高，多数患者体温在 39℃以上，更有甚者可达到 40℃，且体温波动保持在 1~2℃，同时出现皮肤表面发红、升温的现象。因此要为患者营造一个温度、湿度适宜的良好环境，嘱患者多休息，不要过度运动。重视患者的保暖，不要因其体温过高就骤然减少衣物，若患者的体温超过 38.5℃，可通过洗浴、冷毛巾敷脸、放置冰袋等方式对其进行物理降温。同时于降温 30 分钟后测量患者体温，观察降温措施对其是否有效。

肺炎患者因高热等因素多会出现机体脱水现象，要及时给患

者补充水分。在补水的同时也要注意补充各种微量元素及盐分，防止患者发生水、电解质紊乱。另外退热造成的体液快速流失会使患者口腔缺少唾液湿润而变得干燥，导致其并发各种口腔疾病，所以在患者用餐及睡觉前后要对其进行口腔清理，预防口腔感染。

注意督促患者遵医嘱按时、按量服药，如有不良反应要及时到医院处理。

（2）心理护理：关注患者的心理状态，积极与患者沟通，多为患者讲解肺炎治愈成功的病例，提高患者战胜疾病的信心。也可采用合理的方式转移患者的注意力，减轻疾病对其造成的影响，如听音乐、读书、分享有意思的资讯等，缓解其生理及心理双重紧张的状态。

（3）对于婴幼儿肺炎患者的护理应更加细致：肺炎患者中婴幼儿的占比不在少数，同时因婴幼儿机体抵抗力较成人更弱，肺炎的发病更加急骤、病情更重，而且疾病的转归及预后往往不如成人。因此对于婴幼儿肺炎患者的护理应更加细致，应给予其充分的关注，尽量缩短患儿的病程，减轻疾病对其造成的伤害。要帮助患儿勤翻身并轻拍其背部，促进其呼吸道分泌物的排出，若患儿咳嗽频繁、咳痰严重或痰液难以咳出，要对其进行雾化药液吸入治疗。在患儿休息时对其进行安抚，保证患儿的睡眠质量。饮食方面在保证其营养摄入的同时应尽量给予易消化的食物，防止因患儿肠胃娇弱而产生的消化不良等现象。若患儿出现鼻腔通气受阻的情况，可以用细一点的棉棒蘸取温水为其清理鼻腔，对患儿做好保温措施。对室内环境进行消毒，维持温度及湿度在合适的范围，保证空气畅通。若患儿出现发热现象，可使用退热贴或温水擦浴对其进行降温处理。

另外，对于新冠肺炎感染或疑似感染、密切接触居家隔离者，因无法知晓预后情况，也害怕传染给其他家庭成员，易产生焦虑、紧张情绪，甚至有自杀倾向。隔离期间，照护者应创造良好的生活环境，合理安排生活，保证正常作息及饮食习惯。家属及照护者在提供照护的同时应该积极鼓励患者，帮助其树立战胜疾病的信心；关注各大医院公众平台相关资讯，对疾病有进一步的认识；在隔离期间准备书籍或电子产品，分散其注意力，缓解其焦虑情绪。社区人员亦可提供生活上的帮助，如采购食材以及日常用品等，保障其生活质量，经常电话沟通以便及时了解情况，进行疫情知识宣讲，告知居家隔离的重要性。

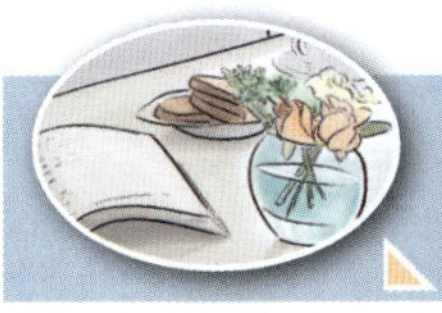

来看看他们的三餐是怎么吃的，您认为他们吃得对不对

案例

案例：王某，3岁10个月，无明显诱因咳嗽8天，夜间以干咳为主，门诊以“肺炎”收住入院……

早餐：牛奶（鲜牛奶250毫升），水煮蛋（1个），白粥小半碗（大米15克）。

午餐：软米饭（大米60克），炒生菜（生菜100克），东坡肉（带皮肥肉50克）。

晚餐：软米饭（大米60克），红烧马鲛鱼（马鲛鱼30克），炒上海青（上海青30克）。

全天烹调用油10克。

点评：这种饮食方案总体是合理的，但还需要优化。患者为3岁10个月幼儿，应禁食油腻厚味，否则会影响消化功能。马鲛鱼属于高蛋白和荤腥的食物，会造成患者上火，助火生痰，增加痰液的量及黏稠度，不利于疾病的恢复，应换成清蒸鲈鱼等。

支气管哮喘患者饮食调养

支气管哮喘属于常见的慢性呼吸系统疾病之一，它给患者带来了沉重的心理负担，并严重影响患者的生活质量。近年来支气管哮喘的患病率和死亡率呈不断上升趋势。

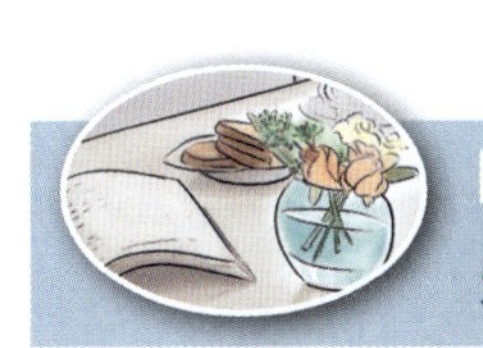

关于支气管哮喘您知道多少

1. 什么是支气管哮喘

支气管哮喘是由多种细胞（如嗜酸性粒细胞、肥大细胞、T 淋巴细胞、中性粒细胞、气道上皮细胞等）和细胞组分参与的以气道慢性炎症为特征的异质性疾病，这种慢性炎症与气道高反应性相关。通常出现广泛而多变的可逆性呼气气流受限，导致反复发作的喘息、气促、胸闷和 / 或咳嗽等症状，强度随时间变化。多在夜间和 / 或清晨发作、加剧，多数患者可自行缓解或经治疗缓解。支气管哮喘如诊治不及时，随病程的延长可产生气道不可逆性缩窄和气道重塑。个体过敏体质及外界环境的影响是发病的危险因素，导致支气管哮喘的因素包括以下三个方面。

（1）个体因素：①遗传因素，支气管哮喘患者后代的患病率明显增加。②性别，儿童期支气管哮喘男性较女性多见，青春期以后女性患者多见。③种族，黄种人的发病率低于白种人和黑人。④肥胖，肥胖可能是增加支气管哮喘发病的危险因素之一。⑤早产儿、出生体重低的婴儿等，支气管哮喘发病率增加，出生后早期母乳喂养可能减少其支气管哮喘患病机会。

（2）环境因素：①经常接触变应原，如各类螨虫、真菌、花粉等；②空气污染；③接触职业性变应原，例如饲养业、化工业、印染业等；④感染，呼吸道合胞病毒（RSV）感染与儿童发作喘息症状密切相关；⑤家庭人口，大家庭中成员患支气管哮喘概率较低；⑥居住条件，室内湿度过高是支气管哮喘发病的危险因素；⑦情绪波动，精神紧张可能是支气管哮喘发作的触发因素之一。

（3）变应原

1）室内外变应原：尘螨是最常见、危害最大的室内变应原，是哮喘的重要发病原因。尘螨存在于床垫、沙发、地毯、凉席、衣服等地方。真菌（如霉菌）、蟑螂亦是存在于室内的变应原之一，特别是在阴暗、潮湿以及通风不良的地方。常见的室外变应原包括花粉（如悬铃木花粉、豚草花粉等）、草粉，这两类是最常见的引起哮喘发作的室外变应原，还有其他如动物毛屑（如猫毛屑）、二氧化硫、氨气等各种特异和非特异性吸入物。

2）职业性变应原：谷物粉、面粉、木材、饲料、茶、咖啡豆、家蚕、鸽子、蘑菇、抗生素（青霉素、头孢霉素）、松香、活性染料、过硫酸盐、乙二胺等。

3）药物及食物：阿司匹林、普萘洛尔和一些非皮质激素类抗炎药是药物所致支气管哮喘的主要变应原。此外，鱼、虾、蟹、蛋类、牛奶等高蛋白食物亦可诱发支气管哮喘。

4）促发因素：常见空气污染、吸烟、呼吸道感染，如细菌、病毒、原虫、寄生虫等感染、妊娠以及剧烈运动、气候转变；多种非特异性刺激，如吸入冷空气、蒸馏水雾滴等都可诱发哮喘发作。此外，精神因素也可诱发哮喘。

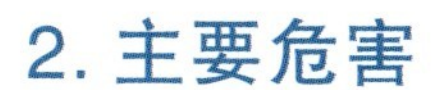

2. 主要危害

支气管哮喘发作的危害主要有两大方面，一个是近期危害，一个是远期危害。近期危害主要包括猝死，还可出现纵隔气肿、水及电解质紊乱、酸碱失衡、呼吸衰竭、多脏器功能衰竭等，还有一部分患者伴发下呼吸道感染。远期危害就是随着病程的延长，出现慢性阻塞性肺气肿、慢性肺源性心脏病和肺动脉高压，这也是它的远期并发症。

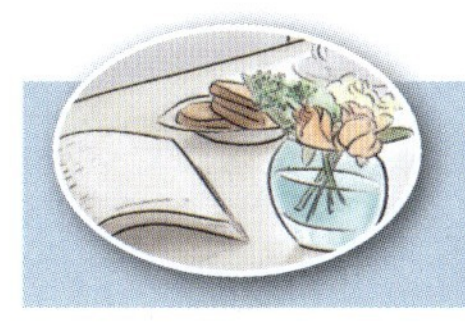

怎样通过正确饮食来治疗支气管哮喘

1. 支气管哮喘患者饮食治疗的基本原则

支气管哮喘患者饮食治疗的基本原则：①摄入易消化且营养丰富的食物，饮食应清淡。②多喝水，每天喝水量在2000~2500毫升。③避免进食生冷、油炸、不易消化的食物。④给予低盐饮食，过咸的食物会加重咳嗽、气喘、心悸等症状，诱发哮喘。⑤适量多摄入一些高蛋白食物如蛋类、瘦肉、家禽等，增加热量，提高抵抗力，但是避免进食鱼、虾、蟹等易诱发哮喘的食物。⑥多吃含有维生素A、维生素C及钙质的食物。⑦戒烟酒。

2. 饮食治疗的注意事项

（1）支气管哮喘发作时，还应少吃易胀气或不消化的食物，如豆类、芋头等，避免腹部胀气，压迫胸腔，加重气急等症状。

（2）支气管哮喘患者不要吃疑为过敏原的食物，对可能诱发哮喘发作的食物（俗称“发物”）和性味过分寒凉、刺激性过强的食物，均要忌之，如鱼、虾、蟹等高蛋白食物，竹笋、苦瓜、西瓜、绿豆芽等。

（3）维生素 A 能保护呼吸道黏膜，对防治老年支气管哮喘有一定好处。因此，应多吃含维生素 A 比较丰富的食物，如动物肝脏、蛋黄、牛奶及胡萝卜等。

（4）多选用益肺理气、止喘止咳的食物，如梨、枇杷、百合、莲子等。忌食辛辣、刺激性强的食物，如辣椒、芥末、胡椒等，以免刺激呼吸道黏膜，导致支气管水肿或痉挛，使咳嗽加重。

（5）老年支气管哮喘患者应忌吃生痰的食物以及已知过敏的食物。如表现为痰液白而清稀、四肢不温、气短面白等寒喘症状时，应忌吃生冷寒凉的食物；如表现为痰液黄稠、烦躁气促、身热喜冷饮等热喘症状时，应忌吃过于温热的食物。

除了调整饮食，还应注意以下几点。

（1）肺功能的锻炼：患者应根据自己的体质选择适当的运动方式，包括慢跑、太极拳、气功、呼吸操等。

（2）预防感冒，注意环境卫生：感冒流行期间尽量不去公共场所，如出现咳嗽、鼻塞、咽痛等上呼吸道感染症状应及时就诊；保持房间洁净，空气通畅，温、湿度适宜；及时更换床单、被褥及枕头；不放置致敏的花草、不铺地毯，减少致敏

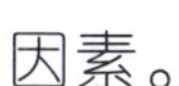

因素。

（3）保持心情愉悦，排解负面情绪：支气管哮喘容易反复发作，影响患者情绪，可帮助患者建立和保持愉悦的心情，避免一切过激的心理。

（4）找出致敏原，采取防护措施：如对植物花粉过敏者，花开时外出戴口罩；对动物皮毛过敏者，不养宠物；家中避免使用一些常用的过敏剂，如油漆、灭蚊剂、刺激性气体等。对于因过敏导致的支气管哮喘患者应及时进行脱敏治疗。

（5）合理氧疗：支气管哮喘患者在发病期可采用氧疗改善肺循环，提高运动耐受能力，减轻呼吸困难症状。具体方法一定要到社区诊所或医院询问医生。一般主张氧流量为 2~3L/min；氧浓度为 24%~28% ；持续低流量吸氧 8~12 小时为合理。

（6）哮喘儿童应避免接触刺激性气体、避免接触带毛宠物或毛绒物品等；肥胖儿童应控制饮食并适当运动；在季节交替时，注意预防感冒，及时根据天气变化增减衣物，降低哮喘发病率。

来看看他们的三餐是怎么吃的，您认为他们吃得对不对

案例

案例： 孙先生，16 岁，喘息、气促、胸闷 1 年以上……

早餐：牛奶（鲜牛奶 230 毫升），鸡蛋肠粉 1 份（鸡蛋 1 个，米粉 20 克），拍黄瓜（黄瓜 10 克）。

午餐：软米饭（大米 80 克），水煮基围虾 1 盘（基围虾 200 克），韭菜炒鸡蛋（韭菜 100 克，鸡蛋 2 个）。

晚餐：软米饭（大米 80 克），芹菜炒豆干（芹菜 150 克，豆干 70 克），豆腐乳（20 克）。

全天烹调用油 15 克。

点评： 这种饮食方案总体是可行的，但有些地方要特别注意。支气管哮喘患者应避免食用基围虾和豆腐乳，因为鱼、虾、蟹等鱼腥、油腻、辛辣、过咸的食物易诱发哮喘。

慢性阻塞性肺疾病患者饮食调养

慢性阻塞性肺疾病（COPD），简称慢阻肺，是一种逐渐威胁人类生命的肺部疾病。《全球疾病负担研究报告》指出，2016 年全球有 2.51 亿例慢阻肺病例。2018 年中国肺健康研究结果显示，我国 20 岁以上人群慢阻肺总体发病率为 8.6%，其中，40 岁以上人群慢阻肺发病率高达 13.7%，60 岁以上超过 27.0%，发病率呈逐年上升的趋势，成为我国面临的重要公共卫生问题之一。

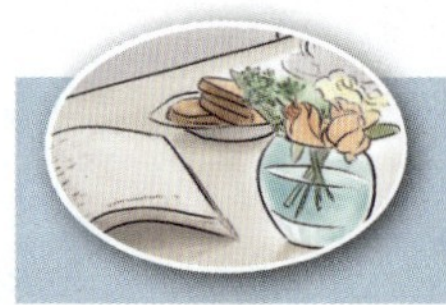

关于慢性阻塞性肺疾病您知道多少

1. 什么是慢性阻塞性肺疾病

慢性阻塞性肺疾病是一种常见的以持续气流受限为特征的可以预防和治疗的疾病，气流受限进行性发展，与气道和肺脏对有毒颗粒或气体的慢性炎性反应增强有关。

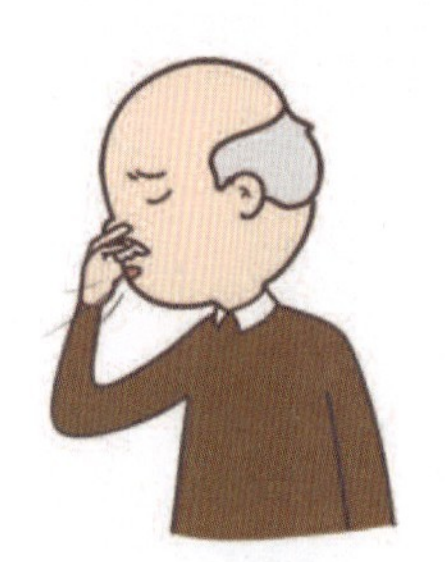

咳嗽

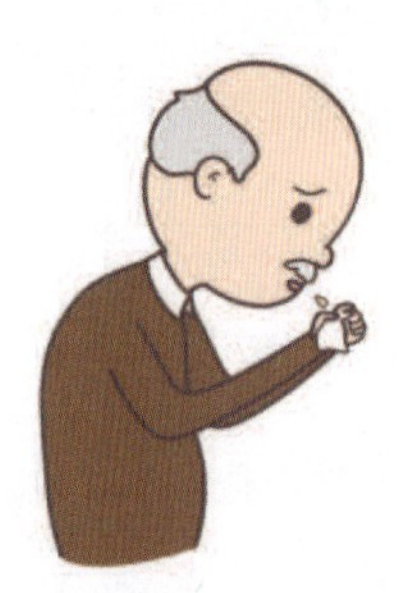

咳痰

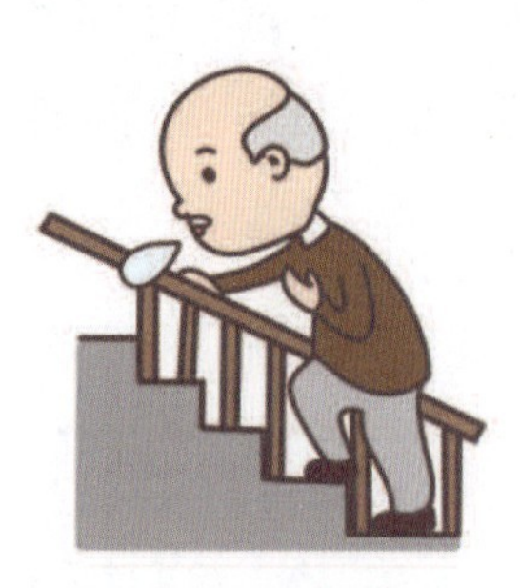

呼吸困难

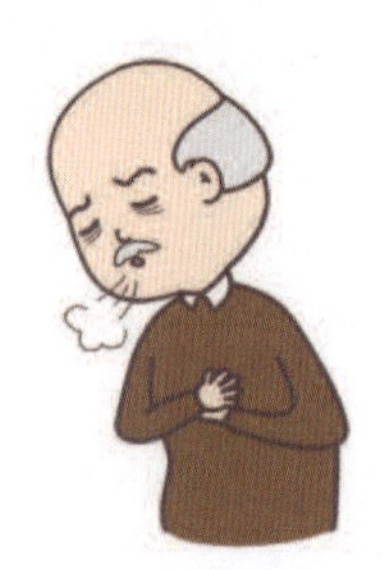

胸闷

慢性阻塞性肺疾病的症状

慢性阻塞性肺疾病的确切病因尚不清楚，一般认为与慢性支气管炎和阻塞性肺气肿发生有关的因素都可能参与慢性阻塞性肺疾病的发病。已经发现的危险因素大致可以分为外因（即环境因素）与内因（即个体易患因素）两类。外因包括吸烟、粉尘和化学物质的吸入，空气污染，呼吸道感染及社会经济地位较低（可

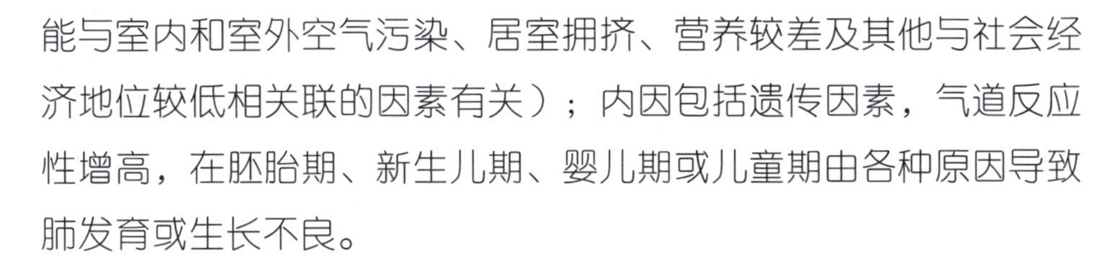

能与室内和室外空气污染、居室拥挤、营养较差及其他与社会经济地位较低相关联的因素有关）；内因包括遗传因素，气道反应性增高，在胚胎期、新生儿期、婴儿期或儿童期由各种原因导致肺发育或生长不良。

2. 主要症状及危害

（1）主要症状：慢性咳嗽常为最早出现的症状，随病程发展可终身不愈，常晨间咳嗽明显，夜间有阵咳或排痰。当气道严重阻塞，通常仅有呼吸困难而不表现出咳嗽。咳痰一般为白色黏液或浆液性泡沫痰，偶可带血丝，清晨排痰较多。急性发作期痰量增多，可有脓性痰。

气短或呼吸困难为慢性阻塞性肺疾病的主要症状，早期在劳动时出现，后逐渐加重，以致在日常生活甚至休息时也感到气短。但由于个体差异，部分人可耐受。

喘息和胸闷是部分患者特别是重度患者容易出现的。其他症状如疲乏、消瘦、焦虑等常在慢性阻塞性肺疾病病情严重时出现，但并非慢性阻塞性肺疾病的典型表现。

（2）危害：慢性阻塞性肺疾病患者在早期通常无症状或仅表现为咳嗽、咳痰。随病情加重，患者活动后可出现胸闷、气喘等症状。病情较重时，患者休息时可出现胸闷、气喘、呼吸困难等症状，影响患者的生活质量。在终末期可引起呼吸衰竭及其他严重情况，甚至危及生命。

3. 易感人群

慢阻肺的好发人群较多，具体如下。

（1）具有先天家族遗传史的人群。

（2）先天性肺生长发育异常的人群。

（3）长期接触有害气体的人群，如环卫工人、矿井工人等。

（4）自身免疫力低下的婴幼儿、老人和孕妇等。

（5）患有特殊慢性疾病的人群，如糖尿病、肿瘤患者等。

（6）生活不规律，长期熬夜加班的人群。

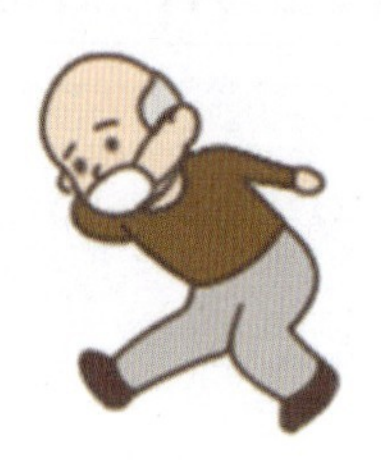

长期接触有害气体

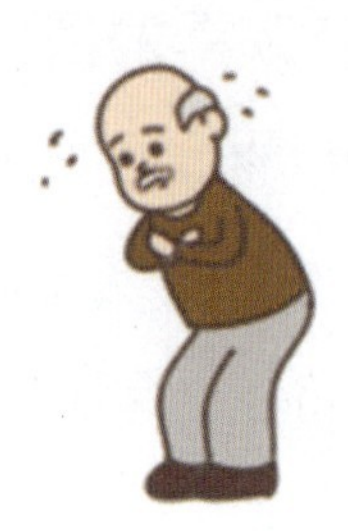

先天性肺生长发育异常

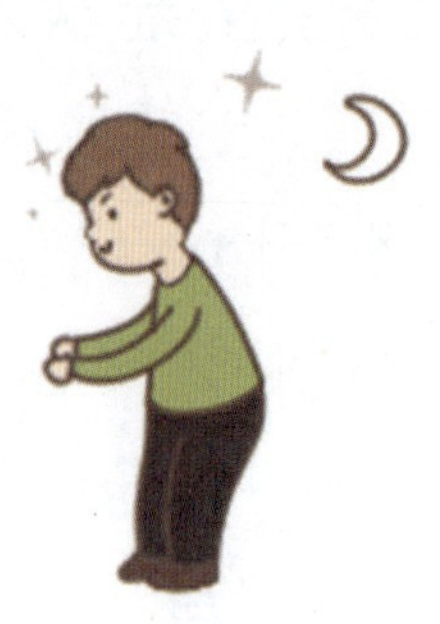

长期熬夜加班

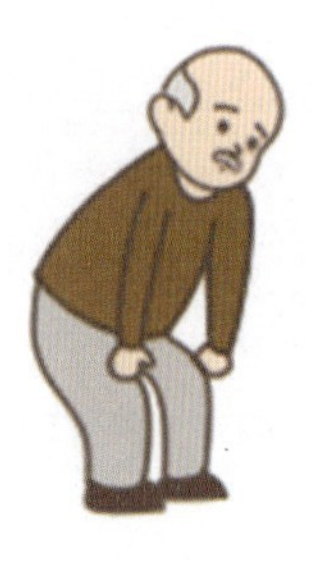

具有先天家族遗传史

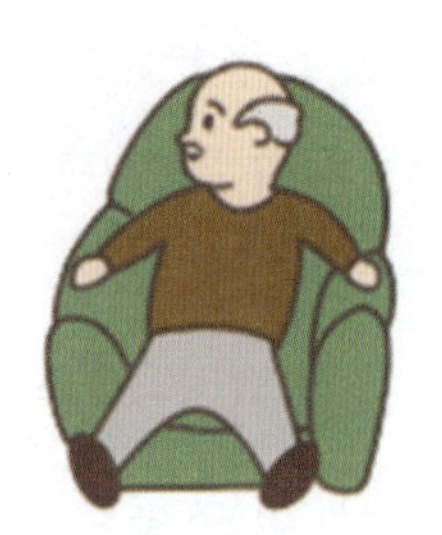

患有特殊慢性疾病

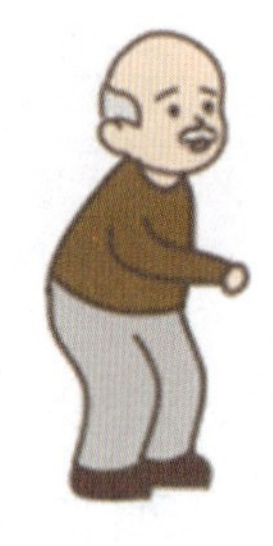

自身免疫力低下

慢阻肺易感人群

怎样通过正确饮食来治疗慢性阻塞性肺疾病

1. 饮食治疗的重要性

COPD 患者由于营养物质摄入减少、消化吸收不良、能量需求增加及分解代谢增强等原因，常发生营养不良。据统计，COPD 患者营养不良发生率为 24%~71%，营养不良导致肺源性心脏病和心力衰竭的病死率增高。

2. 慢阻肺患者饮食治疗的基本原则

（1）保持高蛋白质、高热量饮食：COPD 患者每天的蛋白质摄入量应为每千克体重 1.2~1.5 克，以优质蛋白为主，如奶制品、瘦肉、鸡蛋等。

（2）限制盐的摄入：身体含盐量过高会导致患者体内水分过多，出现体重增加、下肢水肿等情况，COPD 患者每天的食盐量应小于 6 克。日常生活中应选择含盐量低的食物。

（3）摄入多种维生素、高纤维食物：患者应均衡饮食，多吃新鲜的瓜果蔬菜、奶制品、肉类等。若患者无食欲，无法保持均衡饮食，应补充大量维生素，蔬菜类如胡萝卜、菠菜、菌类、白菜、萝卜、西红柿、黄瓜、茄子等，水果类如苹果、香蕉、梨、橘子、草莓、哈密瓜、橙子等。COPD 患者多存在维生素 D 缺乏，应用降压药或利尿剂也是引起钙丢失的原因，应多吃含钙量高的食物，如芦柑、香蕉、山芋、油菜、豆类、鱼类、肉类等，如有必要需补充适量的维生素 D 和钙。

（4）低碳水化合物：应少吃过甜的食物，以免产生更多的二氧化碳，加重呼吸负担。

（5）少量多餐，每天可吃 5~6 餐，每餐不要太饱，餐前可以先休息，餐后适当运动。

（6）饮食宜清淡，少吃辛辣食物，以软质食物为主；少吃易引起胀气及难以消化的食物，以免引起腹胀，加重病情。

（7）平时要注意多喝水，这样气道分泌物就不会过于黏稠，痰液易于排出，若肾功能正常，可制订适合患者的喝水计划，如每天 8：00—20：00 喝水总量超过 1600 毫升，每次喝水量约 200 毫升，每间隔 2 小时 1 次。

（8）戒烟，未能戒烟者需额外补充维生素 C。有研究表明，COPD 患者每天吸烟 1 包需要增加 16 毫克维生素 C，每天吸烟 2 包需要增加 32 毫克维生素 C，这样才能使血液中的维生素 C 维持在正常浓度。

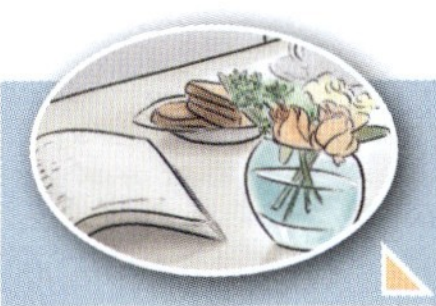

来看看他们的三餐是怎么吃的，您认为他们吃得对不对

案例

案例：王某，男性，77岁，农民，身高170厘米，体重65千克，间断性气短25年，加重5天入院。患者入院前25年，多在季节交替时、上呼吸道感染后出现气短，活动后加重，偶伴咳嗽，有白色黏痰，不易咳出，量较少；偶有头部不适，无头痛，无恶心呕吐，偶有反酸、烧心，无腹痛、腹泻。查胸部CT：肺气肿；两肺支气管炎性改变；右肺中叶及左肺舌段炎性改变。遂以“慢性阻塞性肺疾病伴急性发作”收入院。自本次发病以来，精神正常，食欲尚可，睡眠较差，二便正常。

早餐：牛奶（鲜牛奶230毫升），馒头（面粉60克），拍黄瓜（黄瓜10克）。

午餐：软米饭（大米100克），肉片炒萝卜（萝卜100克，肉片35克）。

晚餐：红枣大米粥（干红枣15克，大米50克），花卷（面粉6克），香菇炒肉（香菇200克，瘦猪肉35克），醋熘土豆丝（土豆200克）。

全天烹调用油30克。

点评：这种饮食方案是不合理的。根据Harris-Benedict公式，该患者基础热量消耗（BEE）为每天1290千卡，蛋白质摄入量应为78~97.5克。该患者饮食所提供的热量大约是1310千卡，蛋白质摄入量为46克，蛋白质摄入量远远不足，应减少米饭类食物，增加肉类及蛋白质类食物来增加总蛋白质的摄入量。

肾病综合征患者饮食调养

肾病综合征是由原发性肾小球病变、结缔组织病、代谢性疾病或肿瘤所伴发的一种临床综合征。此病病程长，病情迁延，易反复。其中，饮食不当是导致该病复发的重要原因，饮食疗法的目的是减轻肾脏负担、维持身体营养、减轻或防止水肿等。因此，除了药物治疗外，饮食方面的辅助治疗对此病的预后、转归、康复有着重要意义。

关于肾病综合征您知道多少

1. 什么是肾病综合征

肾病综合征并非一种独立的疾病，而是由多种不同原因导致的肾小球疾病，是具有共同临床表现的症候群。

2. 分类

肾病综合征按病因不同可分为原发性肾病综合征和继发性肾病综合征两大类。

3. 肾病综合征的临床表现

（1）大量蛋白尿：当肾小球滤过膜的电荷屏障受损时，肾小球滤过膜对血浆蛋白（以白蛋白为主）的通透性增加，导致尿中蛋白含量增多，当超过远曲小管回吸收量时，形成大量蛋白尿。

（2）低白蛋白血症：大量白蛋白从尿中丢失，促进白蛋白在肝的代偿性合成。当肝白蛋白合成增加不足以克服丢失时，则出现低白蛋白血症。此外，因胃肠道黏膜水肿导致食欲减退、蛋白质摄入不足、营养吸收不良或丢失也是低白蛋白血症的原因。

（3）水肿：低白蛋白血症使血浆胶体渗透压下降，水分从血管腔内进入组织间隙，是水肿的主要原因。

（4）高脂血症：高脂血症的发生机制与肝合成脂蛋白增加和脂蛋白分解减弱有关。

（5）并发症：如感染、血栓及栓塞、动脉粥样硬化、急性肾衰竭等。

4. 临床上被诊断为肾病综合征该怎么办

肾病综合征在很多时候是因为患者出现了水肿等症状而就医，看到身体的改变，患者往往很紧张，以致病急乱投医。得了肾病综合征我们该怎么办呢？来来来，先听听专业人士怎么说。

（1）要密切配合医生诊治，尽早明确诊断，然后制订有针对性的个体化治疗方案。

（2）方案制订后，患者要做的就是严格遵医嘱。严禁自己随意买药。

（3）慎重应对感冒、感染。

（4）告知患者病情缓解后可以开始走路锻炼。走路是一种简便易行的锻炼方法。但是走路锻炼的强度要量力而行。体质差的可缓行，时间短些；体质强的可快走，时间长些。或漫步于公园，或疾行于林间。持之以恒，才能获益。

（5）保持良好的心态。心态对于肾病综合征患者住院治疗和预后养护都是一个很重要的因素。保持良好的精神状态，不给自己增加不良的心理暗示，不生气。

5. 饮食治疗为什么重要

肾病综合征患者由于肾小管通透性增强，致使低分子蛋白、白蛋白和/或球蛋白“漏出”，故产生大量尿蛋白。血浆蛋白显著下降，可比正常值低20%~60%或更低，常伴有营养不良，多呈负氮平衡。血浆胆固醇亦可增高，可出现水肿，其程度常与血浆蛋白降低程度相平行。所以，合理饮食，帮助患者加强营养，提高免疫力，又不给肾脏增加负担显得极其重要。

怎样通过正确饮食来治疗肾病综合征

1. 肾病综合征患者饮食治疗的基本原则

肾病综合征患者的饮食治疗以纠正低白蛋白血症、水肿和营养不良为主要原则。

（1）适量的优质蛋白：发病初期因肾功能损害尚不严重，可供给较高蛋白类膳食，以弥补尿中丢失的蛋白质。当出现肾功能损害及氮质血症时，应适当限制蛋白质的摄入量。

（2）热量供给应充足。

（3）限盐：不同程度的水肿患者，应给予少盐、无盐或少钠饮食。在服用大剂量激素（强的松）治疗时，易于使钠盐滞留而引起水肿，也应适当限制食盐的摄入量。

①少盐饮食：轻度水肿患者每天饮食中摄入盐量不超过 3 克（1 克食盐的含钠量为 400 毫克），不再额外增加其他含盐食物。

②无盐饮食：每天饮食在烹调时不加盐或不用其他含盐食物，包括味精和酱油，一般常加糖、醋调味以增进食欲，食物中的含钠量应不超过 1000 毫克。

③少钠饮食：一天饮食中除在烹调时不加食盐或其他含盐食物外，还要计算食物内的含钠量，应不超过 500 毫克。

注：患者长期食用少盐饮食后，往往爱吃红烧食物，可用酱油代盐，但应注意酱油的含盐量，适量使用。一般酱油 4~5 毫升中约含有 1 克的盐。

（4）严重水肿者除应限盐外，还要限制水分的摄入。

（5）肾病综合征患者有个别出现严重高脂血症的情况，不仅要适当限制食物的脂肪量，更要注意脂肪类别的选择，饱和、单不饱和及多不饱和脂肪酸比例适当。

（6）患者伴有大量蛋白尿时，也可伴有尿中钙、磷、铁、维生素等丢失增多，引起上述物质缺乏，平常饮食中注意补充。可多吃新鲜蔬菜、水果等。

来看看他们的三餐是怎么吃的，您认为他们吃得对不对

案例

案例： 张女士，42岁，原发性肾病综合征，尿蛋白4+，轻度水肿……

早餐：馒头（1个），鸡蛋（2个），牛奶（1瓶）。

中餐：红烧肉（1份），清炒菜心（1份）。

晚餐：西红柿焖牛肉（1份），鸡汤（1碗），炒青菜（1份）。

点评： 这种饮食方案是错误的。蛋白质摄入过多，容易增加肾脏的负担；同时，红烧肉、鸡汤等都是含油脂类多的食物，应当减少；可少量多餐，在两餐间隙少量补充一点坚果类食物。

慢性肾脏病患者（未透析）饮食指导

与糖尿病、高血压一样，慢性肾脏病也是常见的慢性疾病之一。据美国和欧洲的流行病学调查资料显示，普通人群中慢性肾脏病的发病率为6%~12%；近年的调查显示，我国成年人慢性肾脏病的发病率高达10.8%。

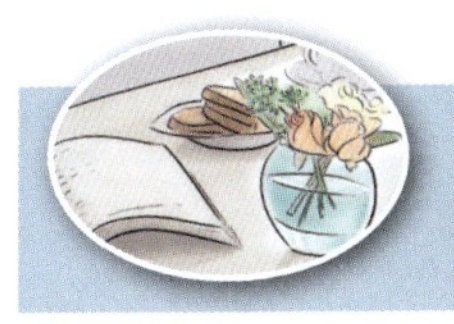

关于慢性肾脏病您知道多少

1. 什么是慢性肾脏病

慢性肾脏病指的是由各种原因引起的肾脏结构或功能异常超过 3 个月，包括出现肾脏损伤标志（如蛋白尿、尿沉渣异常、肾小管相关病变等）或有肾移植病史，伴或不伴肾小球滤过率（GFR）下降；或有不明原因的 GFR 下降超过 3 个月。

2. 慢性肾脏病的常见病因

慢性肾脏病的常见病因主要有 5 个：慢性肾炎、多囊肾、糖尿病、高血压及其他一些非肾脏疾病，如系统性红斑狼疮等。

3. 慢性肾脏病的分期及临床表现

肾小球滤过率（GFR）是评价肾功能的指标，根据肾小球滤过率不同，将慢性肾脏病分为 5 期。

慢性肾脏病的分期	1 期	2 期（轻度异常）	3期（中度异常）	4 期（重度异常）	5 期（肾衰竭）
肾小球滤过率 /（ml/ min^{-1} · $1.73m^{-2}$）	≥ 90	60~89	30~59	15~29	<15

续表

慢性肾脏病的分期	1 期	2 期（轻度异常）	3期（中度异常）	4 期（重度异常）	5 期（肾衰竭）
临床症状	可有泡沫尿、血尿、血压上升		夜尿次数增多，血压上升，贫血	易疲劳，出现水肿	食欲下降，恶心，胸闷，尿量减少
建议	尽早到肾内科就诊，改善生活方式		饮食治疗，必要时药物治疗	药物疗法，继续饮食治疗，透析咨询	透析疗法（腹透，胸透），肾移植

4. 得了慢性肾脏病该怎么办

定期复诊，早发现、早治疗：已经是慢性肾脏病 3 期的患者应根据病情每 1~3 个月去医院检查 1 次。通过早期发现、适当治疗，可以阻止、延缓疾病的发展。

除了去医院检查，在日常生活中应该注意什么呢?

（1）避免过度疲劳，推荐规律、正确的生活方式：请记住不要勉强自己的身体，造成睡眠不足、过度劳累等情况。

（2）避免情绪紧张：情绪紧张时，到达肾脏的血液量减少，肾脏的功能就降低了。所以请尽可能避免情绪紧张。

（3）不要过度运动：适度运动是为了维持体力，而过度运动由于增加了代谢废物，会加重肾脏负担。

5. 饮食治疗为什么重要

慢性肾脏病患者因肾小球滤过功能下降，导致体内毒素堆积，患者食欲不振、恶心呕吐、腹泻，营养摄入减少；加上药物对胃肠的刺激，容易出现营养不良，而一旦出现营养不良，又反过来会加快慢性肾脏病的进展。所以，合理饮食很有必要。

怎样通过正确饮食来治疗慢性肾脏病

1. 慢性肾脏病患者饮食治疗的基本原则

慢性肾脏病患者饮食治疗的基本原则共包括八点：摄入适量的优质蛋白、摄入充足的热量、控制脂肪和胆固醇的摄入、限制液体摄入、限钠（盐）、限钾、限磷、补充钙剂和维生素等。下面为大家一一介绍。

（1）摄入适量的优质蛋白。我们一天应摄入多少蛋白质？我们来看一个示例：一位体重 60 千克的慢性肾脏病 4 期患者，每天应摄入总蛋白质量为 60 × 0.6=36 克，其中优质蛋白占一半，为 18 克。大家可以根据自己的体重，算一下蛋白质摄入量。

小技巧

技巧一：饭量大，吃不饱怎么办？

对于男性肾友，可能这个问题比较常见。我们可以补充低蛋白淀粉，这样可以避免植物蛋白摄入过多，从而保证充足的优质动物蛋白摄入。低蛋白淀粉，如小麦淀粉、玉米淀粉、土豆淀粉、红薯淀粉等。

技巧二：素食者怎么补充蛋白质？

素食者可根据血中钙、磷、钾水平适当食用豆类及豆制品或菌类。因豆制品、菌类含有丰富的蛋白质，可部分满足慢性肾脏病患者的营养需求。

（2）摄入充足的热量：为何要摄入充足的热量？只有能量摄入充足，身体才能有效地利用摄入的蛋白质，保持充足的营养储存。否则，会使体内蛋白质因提供热量而分解，加快毒素生成。同时，热量也不可补充得太多，否则可引起高脂血症和动脉粥样硬化等。

热量摄入多少合适呢？60 岁以下患者，每天每千克体重应摄入 35 千卡的热量；60 岁以上患者，活动相应减少，热量摄入也应适当减少，在 30~35 千卡即可。同时，遇有极度消瘦或过度肥胖的患者时，应适当增减热量。

热量主要来自碳水化合物和脂肪，我们应当尽量以碳水化合物——谷类食物为主，少吃脂肪，尤其是动物脂肪，避免发生高脂血症等。

小技巧

技巧一：热量足够时，如何避免蛋白质摄入过量？应尽量多吃含热量高而含蛋白质相对低的一些食物，如土豆、白薯、山药、芋头、藕、荸荠、南瓜、粉丝、藕粉、菱角粉等。

技巧二：进食量减少时，如何保证充足的热量摄入？当进食量减少时，可适当增加一些糖或植物油以增加热量，满足身体的基本需要。

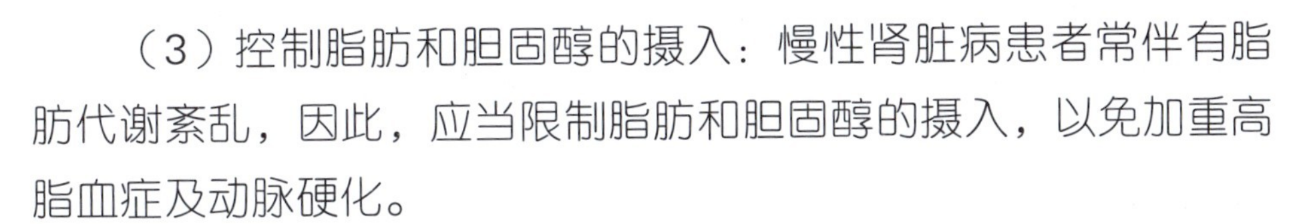

（3）控制脂肪和胆固醇的摄入：慢性肾脏病患者常伴有脂肪代谢紊乱，因此，应当限制脂肪和胆固醇的摄入，以免加重高脂血症及动脉硬化。

脂肪摄入应占每天总热量的 30% 以下，以植物性脂肪为主。每天可摄入植物油如豆油、玉米油等 20~30 毫升。

胆固醇摄入每天应低于 300 毫克。应有选择地限制胆固醇类食物，因为许多含胆固醇的食物也是含优质蛋白的食物，如肉类、蛋类等。可选用蛋清，这样既能保证优质蛋白的摄入量，又能减少胆固醇的摄入量。

（4）限制液体摄入：慢性肾脏病患者应严格控制液体摄入。如进水过多，可导致水潴留，体重增加过多，可能会出现心力衰竭、高血压、急性肺水肿甚至死亡。那么每天到底应摄入多少水分呢？一个总的原则：量出为入，保持平衡。

根据这个原则，我们对摄入量进行总结，全天水分摄入量为前一天尿量 +500 毫升，患者可对照自己的情况，大概确定每天水分摄入量，做到心中有数。

附：每 100 克食物中水分含量表

类别	每 100 克食物中水分含量	食物举例
高水分	> 90 克	豆浆、牛奶、稀粥、汤、冬瓜、梨、苹果、葡萄、黄豆芽、白菜、生菜
中等水分	20~90 克	猪肉、鱼、虾、贝类、豆腐
低水分	< 20 克	小米、糯米、黄豆、扁豆、芸豆、藕粉、葵花子、方便面、绿豆、大麦、大米

控水小技巧

如何有效地控制水分摄入呢？减轻口渴的感觉，有助于减少喝水。我们来看几个小技巧：少吃含水量高的食物，如西瓜等；吃得清淡些，不吃或少吃高盐食物，如酱菜、咸菜、熏肉等；用带刻度的杯子，有计划地喝水；养成小口喝水、不一饮而尽的习惯；将部分水冻成冰块，口渴时含在口中；不喝或少喝浓茶、咖啡，可在饮品中加入柠檬片或薄荷叶。

只要大家平常稍加留心，便可控制好水分摄入，避免水潴留带来的各种并发症。

（5）限钠（盐）：慢性肾脏病患者能否遵守液体限制规定，在很大程度上取决于钠的摄入量，因为钠能潴留水分，盐多会产生口渴感，增加喝水量。如果食物中适当地限钠（盐），可避免口渴，可防止水潴留、高血压、充血性心力衰竭及其他的并发症。

所以对于慢性肾脏病患者来说，限盐比限水更重要，应采取低盐饮食。食盐量应控制在每天 3~5 克为宜。同时，还应避免高钠食物，如咸菜、咸蛋、酱及各种腌制品。

附：每 100 克食物中钠含量表

类别	每 100 克食物中钠含量	食物举例
高钠	> 1 克	酱油、味精、盐、鸡精、腐乳、咸菜、虾皮、火腿、香肠
中钠	0.01~1 克	猪肉、牛奶、豆腐、白菜、芹菜
低钠	< 0.01 克	大米、精白面粉、扁豆、苹果、梨、啤酒、蘑菇

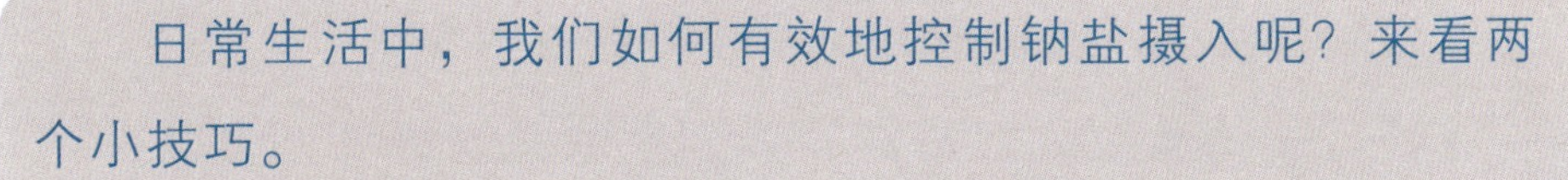

日常生活中，我们如何有效地控制钠盐摄入呢？来看两个小技巧。

技巧一：如何控制钠盐摄入过量？

做菜时少放盐和酱油；含钠高的调味料，如味精、番茄酱等，尽量少用；避免咸菜、咸蛋、酱类及各种腌制品；罐头食品、薯片等零食盐分高，需限制食用；菜汤和肉汤中含盐也高，应避免用来拌饭或大量饮用。

技巧二：烹调菜肴如何选材？

采用新鲜食品，利用食物本身所特有的鲜味；选用易于入味的原材料，如蛋类等；使用香辛调料丰富食物的味道，如辣椒、姜、蒜、芥末、柠檬、洋葱等。

（6）限钾：从食物中摄取的钾经肾脏排出。正常的肾脏是钾吃得多，排得也多，吃得少，排得也少。慢性肾脏病患者由于肾脏排泄功能受损，当摄入的钾无法从肾脏排出，会导致高钾血症。慢性肾脏病患者是高钾血症的高危人群。

高钾血症有哪些危害呢？血中的钾含量太高会导致四肢无力、口舌发麻、心律不齐，甚至心搏骤停，严重时可导致死亡。

附：每 100 克食物中钾含量表

类别	每 100 克食物中钾含量	食物举例
高钾	> 50 毫克	木薯、木耳、动物内脏、紫菜、口蘑、土豆粉、榛子、豌豆、绿豆、青豆、麸皮、黄豆、蚕豆
中钾	2~50 毫克	鸡肉、猪肉、白菜、豆腐、梨、苹果
低钾	< 2 毫克	冬瓜、凉粉、粉条、西兰花、花生油、玉米淀粉

限制钾摄入，我们有几个小技巧提供给大家。

技巧一：蔬菜如何去钾？我们采取恰当的烹饪方法，可以去除部分钾。比如：蔬菜可浸泡半小时以上或水煮3分钟再烹调，可使蔬菜中含钾量减少1/2~2/3。根茎类应去皮，切成薄片，用水浸泡1天，要不断换水，这种方法也可使蔬菜中含钾量减少。

技巧二：水果如何去钾？加糖水煮后弃水，食果肉，可使含钾量减少1/2。

其他去钾技巧：超低温冷藏食品比新鲜食品含钾量少1/3。

（7）限磷：为什么要限制磷的摄入呢？高蛋白饮食会导致体内磷含量增高；钙摄入不足、活性维生素 D_3 合成减少，也会导致低钙高磷状态；再加上肾脏排泄功能受损，排磷减少，最终导致高磷血症。

高磷血症会引起肾性骨病，如骨痛、病理性骨折、肌腱断裂等，还会导致血管、皮肤软组织等钙化，继发性甲状旁腺功能亢进、皮肤瘙痒等，使病情进一步恶化。

因此，为避免高磷血症，我们应采取低磷饮食，限制磷的摄入。

限制磷的摄入，关键也在于认识高磷食物。磷广泛存在于动物性食物中，与饮食中蛋白质含量密切相关。越是生物价高的食物（如瘦肉、牛奶、香肠、腊肉、牛肉等），磷的含量就越高，要注意控制。

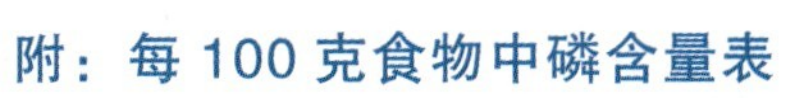

附：每 100 克食物中磷含量表

类别	每 100 克食物中磷含量	食物举例
高磷	> 0.3 克	松子，芝麻酱、虾皮、鲮鱼罐头、西瓜子、南瓜子、海鱼、虾、腰果、黄豆、黑豆、奶粉、奶片
中磷	0.01~0.3 克	牛肉、精米、精面、蔬菜（冬瓜、茄子、西红柿）
低磷	< 0.01 克	粉皮、粉条、水发海参、芋头、西瓜、淀粉、冰糖、植物油、苹果、水萝卜、白兰瓜、藕粉

（8）补充钙剂和维生素。

了解了科学饮食的八大原则，我们要将其应用到日常饮食管理上，这样不仅可以达到或维持良好的营养状态，防止或减轻并发症，还可以增强机体适应日常生活和社会活动的能力。

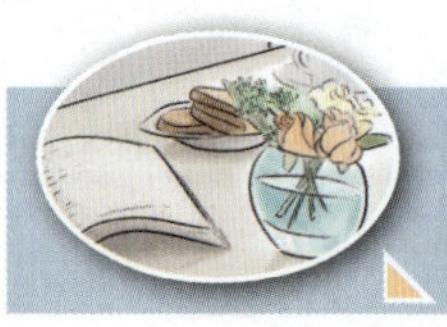

来看看他们的三餐是怎么吃的，您认为他们吃得对不对

案例

案例1：李先生，60岁，慢性肾脏病4期，合并高血压、糖尿病等。10天前感恶心、腹胀到医院急诊科就诊……

入院后一天内饮食如下：

（馒头1.5个，蔬菜150克）×3顿饭

点评：这种饮食方案是错误的。慢性肾脏病患者肌酐升高，会出现消化道症状，导致食欲不振，不想吃饭。同时，患者害怕蛋白质吃多了肌酐会升得更快，所以不敢进食蛋白质。慢性肾脏病4期患者，虽然不可以像正常人一样进食蛋白质，但也是要进食蛋白质的，要不然很容易发生营养不良，一旦出现营养不良，反过来又会加重慢性肾脏病。该患者应按每天每千克体重0.6克的量进食蛋白质，如果肌酐进一步上升的话，可以按每天每千克体重0.4克的量进食蛋白质，同时需补充必需氨基酸。

素例

案例 2：王女士，48 岁，慢性肾脏病 3 期……

早餐：鸡蛋饼（鸡蛋 1 个，小麦淀粉 120 克），蒜蓉油麦菜（油麦菜 200 克），豆浆（200 克），圣女果（200 克）。

午餐：花卷（140 克），肉片炒西兰花（西兰花 100 克，鸡胸肉 50 克）；红烧冬瓜（冬瓜 150 克）。

晚餐：馒头（200 克），清炖鲫鱼（鲫鱼 75 克），南瓜汤（南瓜 100 克）。

全天烹调用油 20 克。

点评：这种饮食方案总体是可行的。荤素搭配合理，蛋白质适量，同时补充了多种维生素。

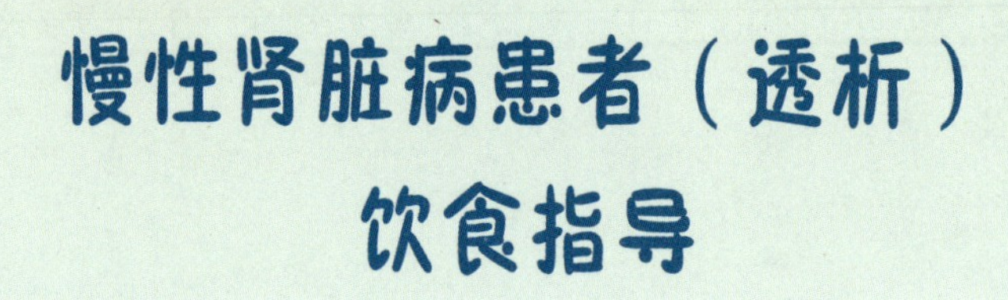

透析治疗主要有两种方法，即血液透析和腹膜透析。两者的作用均为清除体内代谢产生的毒性物质。

关于透析您知道多少

1. 什么是透析

透析包括血液透析和腹膜透析两种。

（1）血液透析：简称血透，主要替代肾脏对溶质和液体的清除功能。其利用半透膜原理，通过溶质交换清除血液内的代谢废物、维持电解质和酸碱平衡，同时清除过多的液体。

（2）腹膜透析：简称腹透，利用患者自身腹膜为半透膜，通过向腹腔内灌注透析液，实现血液与透析液之间溶质的交换以清除血液内的代谢废物、维持电解质和酸碱平衡，同时清除过多的液体。

2. 为什么要进行透析

当慢性肾脏病发展至 5 期，患者肾脏排泄和代谢功能下降，导致水、电解质和酸碱平衡失调，出现一系列临床综合征，如水、钠潴留，高血压，代谢性酸中毒等；严重者可出现急性左心衰竭、严重高血钾、消化道出血、中枢神经系统障碍等，甚至危及生命。此时，应进行透析治疗，替代肾脏的部分功能。

3. 透析时应该注意什么

（1）定期治疗，控制体重，注意饮食和水分摄入。

（2）劳逸结合，保持适当运动、充分的休息和睡眠。

（3）重视动静脉瘘的保护，做“健瘘操”（握拳、热敷）。

（4）改善贫血，使用促红细胞生成素（简称“促红”），在使用“促红”的同时补充铁剂，不饮浓茶（浓茶影响铁的吸收）。

（5）防止感染（避免受凉、感冒）。

（6）控制血压，定时测量并且记录血压变化，进行动态观察。

（7）保持大便通畅，养成按时排便的习惯。

（8）在医生指导下服用各种药物。

4. 饮食治疗为什么重要

透析治疗可清除体内多余的代谢废物，但透析治疗的同时，也增加了组织蛋白和体内营养素的消耗。透析患者的膳食应根据透析种类、次数、透析时间长短和患者的病情严重程度及本人身体条件等因素确定，设法维持患者的营养需求，补充被消耗的营养成分。

营养不良的危害相当大，会导致心力衰竭、心肌梗死等透析并发症；肾功能恶化加速，死亡率明显升高，生活质量明显下降。简言之，营养不良会影响透析患者的疾病进程和生存时间。加强饮食管理对提高透析患者生活质量、延长生存时间极其重要。

如何做到科学饮食

此类患者饮食治疗主要从以下几个方面介绍。

1. 蛋白质

血透治疗开始以前，患者膳食蛋白质摄入量应维持在每天每千克体重 0.6~0.8 克，若每周 3 次血透，蛋白质最低需要量为每天每千克体重 1~1.2 克，其中高生物价的优质蛋白要占 50% 以上。腹透治疗时，每天蛋白质摄入量为每千克体重 1.2~ 1.4 克，其中高生物价的优质蛋白要占 60% 以上。如：一位体重 60 千克的血透患者，每天应摄入：

总蛋白质：60 × 1.2 = 72 克（其中优质蛋白：72 × 50% = 36 克）

优质蛋白包括蛋、奶、鱼、瘦肉等动物蛋白。含必需氨基酸较多，代谢废物少。更容易被人体吸收利用合成蛋白质。

2. 能量

治疗前建议每天每千克体重摄入 30~35 千卡能量，血透治疗时每天每千克体重摄入 30~40 千卡能量，腹透时每天每千克体重摄入 35~45 千卡能量。能量摄入充足，身体才能有效地利用摄入的蛋白质，储存充足的营养。否则，会使体内蛋白质因提供热量而分解，加快毒素生成。热量主要来自碳水化合物和脂肪，我们应当尽量以碳水化合物类食物为主，少吃脂肪，尤其是动物性脂肪，避免高脂血症等的发生。

3. 钠

血透治疗时钠的摄入量最好控制在每天 1500~2000 毫克，同时控制体液和血压，防止肺水肿或心力衰竭。腹透治疗患者的钠稍高于血透，建议每天摄入钠 2000~3000 毫克。肾病患者能否遵守液体限制规定，在很大程度上取决于钠的摄入量，因为钠能潴留水分，盐多会产生口渴感，增加喝水量。食物中适当地限制钠盐，可避免口渴，患者主动减少喝水量，可防止水潴留、高血压、充血性心力衰竭及透析并发症。所以对于长期透析的患者来说，限盐比限水更重要，应采取低盐饮食。食盐量应控制在每天 3~5 克。同时，还应避免高钠食物，如咸菜、咸蛋、酱及各种腌制品。

4. 磷

磷是钙的兄弟，大部分存在于骨骼中，参与构成我们的骨骼和牙齿。还有一小部分帮助身体转移能量和维持体液平衡。身体中多余的磷会被健康的肾脏排出体外。但透析患者肾脏功能受损，磷就会滞留在体内，使血磷升高。高磷血症会引起肾性骨病，如骨痛、病理性骨折、肌腱断裂等，还会导致血管、皮肤、软组织等钙化，引起继发性甲状旁腺功能亢进、皮肤瘙痒等，使病情进一步恶化。

因此，为避免高磷血症，透析应采取低磷饮食，限制磷的摄入，每天控制在 800~1000 毫克为宜。

限制磷的摄入，关键在于认识高磷食物。磷广泛存在于动物

性食物中，与饮食中蛋白质含量密切相关。越是生物价高的食物（如瘦肉、牛奶、香肠、腊肉、牛肉等），磷的含量越高，要注意控制。

5. 糖类和脂肪

接受透析治疗的患者均为肾衰竭晚期患者，其中有40%~60% 的患者合并 IV 型高脂血症。所以，饮食中应注意限制饱和脂肪酸及多不饱和脂肪酸的摄入，增加单不饱和脂肪酸的摄入，选择低脂类食物，以防止高脂血症的发生，降低心血管病的发生率。

脂肪摄入应占每天总热量的 30% 以下，以植物性脂肪为主。每天可摄入植物油如豆油、玉米油等 20~30 毫升。

脂肪类食物的选择

信号灯	分类	食物
红灯食物拒绝	富含动物性油脂的食物	猪油、牛油、羊油等
	动物的脂肪	肥肉、皮脂等
	油炸、油煎的食物	炸薯条、炸糕等
	油炸食物、奶油制作的食物	油炸薯条、方便面、奶油蛋糕等
	胆固醇过高的食物	动物内脏
黄灯食物慎选	富含油脂的种子类食物	花生、腰果、核桃、瓜子等
		每天不超过一小把的量，20 克左右为宜
	植物来源的烹调油	大豆油、花生油、葵花籽油、橄榄油、玉米油等
		全天烹调油以 25~30 克为宜

6. 液体摄入量和出入量平衡

透析治疗时的液体摄入量为每天 500~800 毫升 + 前一天尿量，并根据透析超滤量确定每天液体摄入量，保持透析患者的理想体重。同时要注意随时观察病情变化，掌握好出入量的平衡。如进水过多，可导致水潴留，体重增加过多，可能会出现心力衰竭、高血压、急性肺水肿甚至死亡。

透析次数 / 周	全天的水分摄入量
3	前一天尿量 +500 毫升
2	前一天尿量 +300 毫升
1	前一天尿量 +100 毫升

7. 补充钙剂、维生素

透析治疗时血液中水溶性维生素严重下降，如 B 族维生素、维生素 C 等，其中叶酸、维生素 B_6 及维生素 C 尤为重要，故必须及时补充。脂溶性维生素如维生素 A，一般不必补充；维生素 E 可少量补充；活性维生素 D 常需补充，但必须在医生指导下用药。

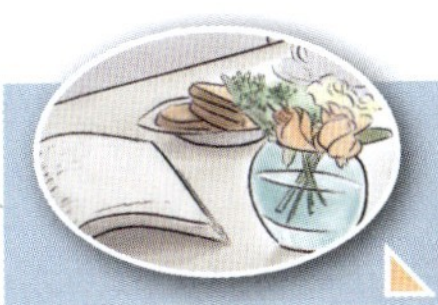

来看看他们的三餐是怎么吃的，您认为他们吃得对不对

案例

案例 1：男，81 岁，身高 170 厘米，退休干部。

维持性血液透析 2 年，每周 3 次规律透析，此次因“乏力，胸闷 2 天入院”入院。

住院期间全天饮食：稀饭 2 两，蔬菜少许，偶尔吃鸡蛋白 1 个。

点评：这种饮食方案存在严重错误。蛋白质摄入不足、热量不足、液体摄入过多……长期这样吃很容易导致营养不良。血透肾病患者应遵循多吃优质动物蛋白，热量供给充足，限制水分摄入，低盐、低钾、低磷的饮食原则。科学、合理地摄入足够的蛋白质和热量，保证机体的正常需要。

现在我们帮他算一算，他该如何吃呢？

先计算每天应摄入的总蛋白质：

该患者的标准体重（170−80）×70% =63 千克。

每天应摄入总蛋白质：63×1.2=75.6 克。

推荐食谱：

早餐：西红柿鸡蛋面条汤（西红柿50克，鸡蛋1个，面条60克，香油5克），花卷1个（50克），酱豆腐5克。

午餐：炒木须肉（鸡蛋30克，黄花5克，木耳5克，猪肉40克，植物油15克），彩椒炒玉米粒（玉米粒50克，鲜彩椒60克，植物油10克，盐0.2克），米饭（大米60克）。

晚餐：酱牛肉（牛腱子肉100克），醋熘白菜（大白菜250克、植物油10克），小麦淀粉烙饼（普通面粉25克，小麦淀粉50克）。

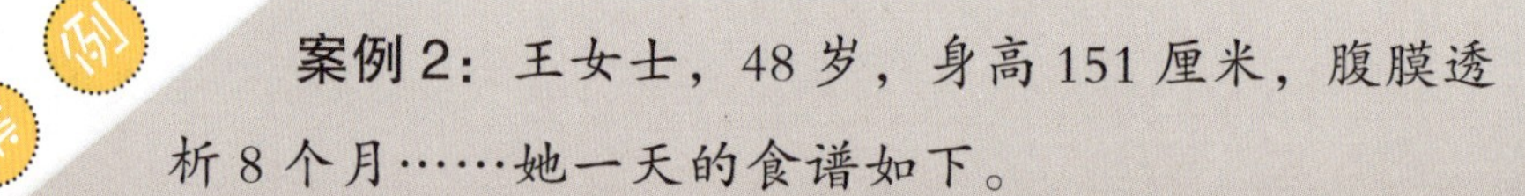

案例2：王女士，48岁，身高151厘米，腹膜透析8个月……她一天的食谱如下。

早餐：豆浆（200毫升），玉米面小饼（60克），鸡蛋（35克），凉拌腐竹（10克）。

午餐：清炖排骨（猪排骨90克），素烧小萝卜（小萝卜60克），酸辣三丝汤（茭白80克、木耳20克、金针菇30克），藕粉糖饼（藕粉180克、糖20克）。

晚餐：软炸鸡条（鸡胸肉35克、鸡蛋20克、面粉20克、植物油10克），炒素什锦（胡萝卜50克、冬菇30克、木耳2克、黄瓜50克、油10克），米饭（75克）。

点评：这种饮食方案总体是可行的。该女士的标准体重（151−70）×60％＝48.6千克。每日应摄入蛋白质量为48.6×1.2＝58.32克，饮食中荤素搭配合理，蛋白质适量，同时补充了多种维生素。

贫血患者饮食调养

据世界卫生组织统计，全球每年不同程度贫血的人约有30亿，在全球总人口中的占比超过1/3。全球每年因患贫血引致各类疾病而死亡的人数达1000多万。但贫血作为一种常见疾病却往往被人们忽略。

关于贫血您知道多少

1. 什么是贫血

贫血是人体外周血红细胞容量减少，低于正常范围下限的一种常见的临床症状。临床常以血红蛋白的浓度作为衡量是否贫血的标准。成年男性低于 120g/L，成年女性低于 110g/L 时，就可以诊断为贫血。并可根据血红蛋白浓度将贫血按严重程度划分为四个等级，如下表所示。常见的贫血有缺铁性贫血、巨幼细胞贫血、再生障碍性贫血等。

贫血按严重程度分类

贫血的严重程度	血红蛋白浓度	临床表现
轻度	90~120g/L	症状轻微
中度	60~90g/L	活动后心悸、气促
重度	30~60g/L	休息时也有心悸、气促
极重度	<30g/L	常合并贫血性心脏病

2. 哪类人群易得此病

缺铁性贫血是贫血中最常见的一种，是机体铁缺乏症的最终表现。常见于婴幼儿、青少年、妊娠和哺乳期的妇女，这些人群因不良的饮食习惯导致铁摄入量不足。巨幼细胞贫血大多数是由于缺乏叶酸、维生素 B_{12} 引起的，常见于婴幼儿、妊娠及哺乳期妇女和恶性肿瘤、感染、白血病等消耗性疾病患者。再生障碍性贫血是由多种原因导致造血干细胞数量减少、功能障碍所引起的一类贫血，好发于服用氯霉素、磺胺类、阿司匹林等药物和接触油漆、塑料、染料等苯及其衍生物等人群。

3. 发病时的症状、体征

贫血最常见和最早出现的症状：疲乏、困倦、四肢软弱无力。

贫血最突出的体征：皮肤、面色苍白，常为患者就诊的主要原因。

（1）缺铁性贫血的特殊表现：皮肤干燥、角化，毛发干枯易脱落，指（趾）甲扁平甚至出现匙状甲。神经、精神系统异常，儿童会过度兴奋、好动、难以集中注意力，少数患者会有异食癖，如喜欢吃生米、泥土、石子等。

（2）巨幼细胞贫血的特殊表现：食欲不振、腹胀、恶心、腹泻等消化道表现，有时候还有舌炎、舌乳头萎缩，比较典型的时候甚至有可能出现“牛肉舌”“镜面舌”。还会伴有四肢乏力、痛触觉迟钝、易怒、抑郁、失眠、谵妄等神经和精神症状。

（3）再生障碍性贫血的特殊表现：面色苍白、乏力、头昏等症状加重。

（4）出血：皮肤有出血点或瘀斑、鼻出血、牙龈出血等。

（5）存在感染，发热，体温在 39℃以上，呼吸道感染最常见。

自查贫血小贴士

方法一：照镜子观察自己的脸色是否比以前苍白。

方法二：摊开手掌看掌心是否红润。

方法三：拉开眼睑，观察睑结膜是否红润，若苍白无血色可能为贫血。

4. 疾病发展带来的危害

（1）神经系统：由于脑组织缺血、缺氧，患者会出现头晕、头痛、耳鸣、眼花、失眠、多梦、记忆力下降、注意力不集中等症状，严重贫血者可出现晕厥，老年患者可能出现神志不清、精神异常的表现。

（2）呼吸系统：多见于中度以上贫血患者。主要表现为呼吸加快及不同程度的呼吸困难。

（3）心血管系统：心悸、气促，活动后明显加重，这些都是贫血患者心血管系统的主要表现。长期严重贫血，心脏超负荷工作且供氧不足，会导致贫血性心脏病。

（4）消化系统：腹部胀满、食欲减退、消化不良、大便规律改变等。

（5）泌尿系统：会出现血红蛋白尿、少尿、无尿等。

（6）生殖、内分泌系统：女性月经异常、男性特征减弱、内分泌腺体功能异常等。

5. 饮食治疗为什么重要

血液是维持人体生命活动的物质基础，它含有人体所需要的各种营养物质，对全身各脏腑组织起营养作用。贫血最常见的原因是营养不良，贫血饮食是在平衡膳食的基础上增加蛋白质、铁、维生素 B_{12}、叶酸和维生素 C 等造血原料食物，以辅助药物治疗。

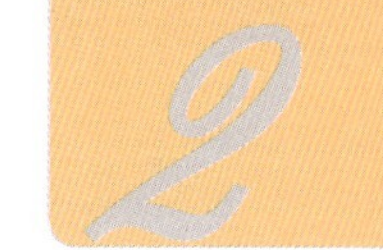

早期的贫血患者，通过纠正不良的饮食习惯、采取科学合理的烹调方式等可以避免其发展，改善贫血状况。

怎样通过正确饮食来治疗贫血

1. 贫血患者饮食治疗的基本原则

贫血患者饮食治疗的基本原则：一般给予高蛋白、高维生素、易消化的食物，目的是加强营养，改善患者的全身状况。

（1）缺铁性贫血患者的饮食

1）纠正不良的饮食习惯：不良的饮食习惯，是导致铁摄入不足的主要原因。无规律、无节制、刺激性过强的饮食容易造成胃肠黏膜的损伤，不利于食物中铁的吸收。因此，应指导患者保持均衡饮食，荤素搭配，避免偏食或挑食，养成良好的饮食习惯，定时、定量、细嚼慢咽、少量多餐，尽可能少吃刺激性过强的食物。

2）多吃含铁量丰富的食物：鼓励患者多吃含铁量丰富且吸收率较高的食物，如肉类、动物肝脏、动物血、蛋黄、海带、黑木耳等，或铁强化食物，如铁强化酱油等。除此之外，家庭烹饪建议使用铁制器皿。

3)促进食物中铁的吸收：指导患者多吃富含维生素C的食物，如橙子、柚子、葡萄、猕猴桃、木瓜、柠檬等。平常可以变换着吃，每天1种或2种水果，也可以服用维生素C。

（2）巨幼细胞贫血患者饮食

1）改变不良的饮食习惯：多吃富含叶酸和维生素B_{12}的食品，如叶酸缺乏者应多吃绿叶蔬菜、水果、谷类和肉类等，维生素B_{12}缺乏者要多吃肉类，动物肝、肾，蛋类，海产品；婴幼儿和妊娠期妇女对叶酸需求量增加，要注意及时补充。对于长期素食、偏食、挑食、酗酒者，要劝其改变这些不良的饮食习惯。

小提示

- 中国营养学会推荐的叶酸摄入量为成人400微克，婴儿65微克，1~3岁儿童150微克，4~10岁儿童200~300微克，哺乳期妇女500微克，孕妇600微克。
- 叶酸广泛存在于动、植物性食物中，富含叶酸的食物有动物的肝、肾，鸡蛋，豆类，绿叶蔬菜，水果及坚果等。
- 我国推荐的维生素B_{12}的适宜摄入量为成人2.4微克，儿童1.2微克，孕妇2.6微克。维生素B_{12}主要存在于动物性食物中，主要的食物来源为肉类、动物内脏、鱼、贝壳类及蛋类，植物性食物基本不含维生素B_{12}。
- 维生素C可促进叶酸吸收，应多补充含维生素C丰富的新鲜蔬菜和水果。

2）减少食物中叶酸的破坏：烹调时温度不宜过高，时间不宜过长，且烹煮后不宜久置。提倡急火快炒、灼菜、凉拌或加工成蔬菜沙拉后直接食用。

3）改善食欲：对于食欲降低、腹胀、吸收不良的患者，建议少量多餐、细嚼慢咽，进食温凉、清淡的食物。

（3）再生障碍性贫血患者饮食：鼓励患者多吃高蛋白、高热量、富含维生素的清淡食物，必要时静脉补充营养素，以满足机体需要，提高抗病能力。如感染或发热，若病情允许，应多喝水，补充机体丢失的水分，有助于促进细菌、毒素的排出。

2. 易患病人群食物铁或口服铁剂的预防性补充

（1）婴幼儿

1）早产、低出生体重儿，建议从出生 1 个月后补充元素铁，并根据贫血筛查情况，补充到 1~2 岁。

2）0~6 月龄婴儿纯母乳喂养，如无母乳或母乳不足，应使用含铁的婴儿配方食品等喂养。

3）满 6 月龄起添加辅食。顺应喂养，从富含铁元素的泥糊状食物开始，每次只添加一种新食物，由少到多、由稀到稠、由细到粗，循序渐进。

4）6~8 月龄母乳喂养婴儿最低辅食喂养频次为每日 2 次，9~23 月龄母乳喂养婴儿最低辅食喂养频次为每天 3 次，9~23 月龄非母乳喂养婴儿奶类和辅食的最低喂养频次为每天 4 次，以保证充足的能量及营养素的摄入。

5）每天添加的辅食应包括七类基本食物中的至少四类，其中必须有谷类和薯类、动物性食品、蔬菜和水果。

6）根据铁营养及贫血状况，可使用膳食营养素补充剂。6~36 月龄婴幼儿个体应补充营养素补充剂，6~12 月龄婴儿每天补充 1.5~9.0 毫克元素铁，13~36 月龄婴幼儿每天补充 1.5~10.8 毫克元素铁。

7）根据铁营养及贫血状况，可使用辅食营养补充食品，如营养包。

（2）孕妇和哺乳期妇女

1）每天摄入绿叶蔬菜，整个孕期应口服叶酸补充剂。

2）孕中、晚期应每天增加20~50克红肉，每周吃1~2次动物内脏或动物血。哺乳期妇女应增加富含优质蛋白及维生素A的动物性食物，建议每周吃1~2次动物肝脏。

3）不宜喝浓茶、咖啡。

4）根据铁营养及贫血状况，可使用营养强化的食物和膳食营养素补充剂。孕妇个体应补充营养素补充剂，每天补充5~60毫克元素铁，持续整个孕期。也可每周补充1次，补充120毫克元素铁、2800微克叶酸，持续整个孕期。

5）根据铁营养及贫血状况，可使用营养补充食品，如孕妇、哺乳期妇女营养补充食品。

（3）老年人

1）摄入充足的食物，保证大豆制品、奶制品的摄入。

2）适量增加瘦肉、禽类、鱼类、动物肝脏、动物血的摄入。

3）增加蔬菜和水果的摄入。

4）饭前、饭后1小时内不宜饮浓茶、咖啡。

5）鼓励膳食摄入不足或者存在营养不良的老年人食用含铁、叶酸、维生素B_{12}的营养素补充剂和强化食物。

3. 食物的选择

宜用食物

含足够热量、高蛋白、高维生素、易消化的食物，含铁丰富且吸收率较高的食物，多吃新鲜蔬菜与水果等。

忌用食物

富含铁的食物避免与牛奶、茶、咖啡同服。限制脂肪摄入，每天脂肪摄入量不应超过 70 克，一般以 50 克左右为宜，最好是食用植物油。忌食辛辣、生冷、不易消化的食物。

来看看他们的三餐是怎么吃的，您认为他们吃得对不对

案例

案例 1：王某，有贫血史，平时无明显症状，活动后会感到气促、心悸。平时喜欢喝浓茶。

早餐：燕麦片（150 克），水煮蛋（50 克）。

中餐：米饭（50 克），油麦菜（150 克），西红柿炒鸡蛋（200 克）。

晚餐：小米粥（100 克），榨菜（60 克）。

点评：该患者的饮食方案是错误的。总体饮食过于清淡，饮食结构不合理，蔬菜过多，肉类、蛋类等不足，要多吃富含铁、维生素 C、叶酸等的食物，减少腌制食物的摄入。

素例

案例 2：李某，近几日常感到头晕、头痛、疲乏、困倦等，体征检查皮肤黏膜苍白，诊断为贫血。医生建议饮食治疗。回家后，根据医生指导，调整饮食如下。

早餐：水煮蛋（50 克），纯牛奶（250 克），橘子（50 克）。

中餐：白菜（100 克），海带排骨汤（200 克），宫保鸡丁（150 克），米饭（50 克）。

加餐：酸奶（180 克），猕猴桃（100 克）。

晚餐：猪肝青菜面（250 克）。

点评：此饮食方案比较适合该患者。饮食搭配合理，荤素适当，热量、营养分配合理，富含铁及维生素 C 的食物。

白血病患者饮食调养

流行病学调查显示，我国白血病的发病率为3~4/10万。每年约新增4万名白血病患者，其中50%是儿童，而且以2~7岁的儿童居多。

关于白血病您知道多少

1. 什么是白血病

白血病就是老百姓所说的血癌，是一种原因未明的血液细胞系恶性肿瘤，由于某些原因引起细胞基因突变或细胞分化成熟障碍，致使血液细胞恶性增殖并浸润各系统和器官。恶性程度非常高，来势凶猛。

2. 白血病的病因是什么

白血病的病因较复杂，目前尚未完全清楚。目前认为它与遗传因素、电离辐射、化学物质（苯）、药物（氯霉素、保泰松）及病毒感染等有关。

3. 白血病的症状

由于白血病的临床症状和一些常见病非常相似，身体发生下列细微的变化，均为可疑，应立刻到医院检查。

（1）贫血：常为首发症状，呈进行性加重，半数患者就诊时已为重度贫血。

（2）发热：持续发热是急性白血病最常见的症状和就诊的主要原因之一，50% 以上的患者以发热起病。大多数由继发感染引起，以口腔黏膜、牙龈、咽峡最常见，其次是呼吸道、肛周

皮肤。还有一种是由白血病本身引起的发热，即肿瘤性发热，持续低至中度发热，可有高热，常规抗生素无效，但化疗药物可使患者体温下降。

（3）出血：出血可发生于全身任何部位，以皮肤瘀点、瘀斑、鼻出血、牙龈出血、女性患者月经过多或持续阴道出血较常见。眼底出血可导致视力障碍，严重时发生颅内出血而导致死亡。

4. 疾病发展带来的危害

严重白血病患者还可出现器官和组织浸润的表现。

（1）肝、脾和淋巴结：急性白血病可有轻中度肝、脾大，约 50% 的患者在就诊时伴有淋巴结肿大。淋巴结肿大长时间下不去，脖子上有很多淋巴结，或淋巴结短时间增大，要警惕肿瘤的可能。

（2）骨骼、关节：骨骼、关节疼痛是白血病常见的症状，胸骨下段局部压痛对白血病诊断有一定的价值。

（3）口腔和皮肤：可有牙龈增生、肿胀；皮肤出现蓝灰色斑丘疹（局部皮肤隆起、变硬、呈紫蓝色结节状）、皮下结节、多形红斑等。

（4）中枢神经系统白血病：轻者表现为头痛、头晕，重者可有呕吐、视盘水肿、视物模糊、抽搐、昏迷等。

（5）睾丸：出现无痛性肿大，多为一侧性。

（6）其他：白血病还可浸润其他组织器官，如肺、心、消化道、泌尿生殖系统等，出现相应脏器的功能障碍及衰竭，严重者可导致死亡。

5. 饮食治疗为什么重要

白血病的病程及其治疗过程都需要消耗大量的能量，加上患者常伴有食欲减退、进食较少的情况，机体处于能量代谢不平衡的状态，摄入的能量远不及消耗的能量，容易出现体重下降、消瘦。病情加重时机体用于合成免疫调节的蛋白质不足，抵抗感染的能力也会下降。对于接受放、化疗的患者，治疗能引起消化道炎症和功能紊乱，会出现味觉改变、厌食、恶心呕吐、便秘、腹泻等症状。

怎样通过正确饮食来配合白血病治疗

1. 白血病患者的饮食治疗原则

高蛋白、高热量、富含维生素、少量多餐。避免进食高糖、高脂、产气过多和辛辣的食物。

（1）补充蛋白质：白血病患者体内蛋白质的消耗量远远大于正常人，应补充优质蛋白，维持各组织器官的功能。蛋白质供能比例可取上限，但不宜超过 20%，其中优质蛋白应占 30% 以上。

选用一些易于消化吸收的动物性蛋白和豆类蛋白，如蛋类、鱼类、奶类、瘦肉、豆腐、豆腐脑等，以补充机体对蛋白质的需要。

（2）高热量饮食：适当增加热量的摄入，碳水化合物的摄入量必须充足，以达到并能维持理想体重。

（3）低脂饮食，尽量采用蒸、煮、炖等烹饪方法。

（4）鼓励患者多喝水，每天 2000~3000 毫升，尽量保证每天尿量在 2000 毫升以上，可适当饮用新鲜的果汁、菜汁以保持尿液碱性。

（5）饮食中应保证足量的膳食纤维。

（6）补充维生素和微量元素：给予白血病患者充足的维生素及矿物质，供给富含 B 族维生素和维生素 C 的食物，如谷类、酵母、小麦、干果、水果和新鲜绿叶蔬菜等。

有贫血的患者，可食用黑木耳、红枣、花生等，对血红蛋白的生成有很好的作用。

（7）少量多餐：在化疗过程中，消化系统常常会出现多种反应，如恶心呕吐、腹泻等，这时候需要采取少量多餐的进食方式，或是在三餐之外，提供一些体积小、热量高、营养丰富的食物。

2. 食物的选择

✓ 宜用食物

高蛋白、高热量、富含维生素和微量元素、易消化的食物，少量多餐。

✗ 忌用食物

白血病患者忌生冷、辛辣、烧烤、高糖、高脂、产气过多的食物，忌暴饮暴食，禁止吸烟、饮酒。限制腌制食物和食盐的摄入量。

3. 化疗期间的饮食

（1）饮食原则：化疗期间常会出现一系列的消化道症状，这时需要忌食辛辣、生冷、油腻、腥臭等有刺激性和不易消化的食物，戒烟酒，清淡饮食，宜吃蔬菜、水果。避免粗糙、坚硬的食物。多喝水，保持每天尿量在 1500 毫升以上。

（2）进食前做少量运动，如步行。食用少量开胃食物，如柠檬汁、山楂饼、菠萝粒，以刺激食欲。

（3）口腔溃疡患者选择温和柔软的食物。避免过辣、过酸、过咸、粗糙或坚硬的食物。食物不要太烫，放置温凉后再食用。以软滑食物为主，例如豆腐花、炖蛋、饮品等。做好口腔护理。溃疡面可用重组人表皮生长因子涂擦。

（4）味觉改变通常表现为对苦味敏感，而对甜味及酸味不敏感。所以在烹调食物时，可减少苦味食物。另外，患者吃红肉后口腔可能产生铁锈味，可多用果汁及糖来调味。多漱口，减轻口腔异味。

（5）恶心呕吐：在化疗前后 2 小时应避免进食，及时清除呕吐物，保持口腔清洁。必要时遵医嘱服用止吐药。避免进食油腻、辛辣刺激及较难消化的食物，少量多餐，细嚼慢咽。

（6）经常漱口，勤喝水，保持口腔湿润，蜂蜜、柠檬汁、果汁、冰糖粒有助于减轻口干的症状。

（7）腹胀：避免进食油腻及易产生气体的食物，并可尝试通过轻量运动来减轻腹胀。

（8）刚开始腹泻时吃流质食物，如粥类、菜汤等。情况改善后可加入低渣食物，如白粥、面包，减少奶类和肥腻食物的摄入，再逐渐加入固体食物，但要多喝水以补充失去的水分。

（9）便秘患者多吃高纤维食物，如蔬菜、水果，在食物中添加麻油、蜂蜜，适当运动，定时排便，必要时遵医嘱使用通便药。

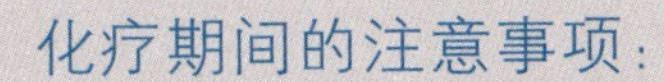

化疗期间的注意事项：

1. 良好的休息与用餐环境：为患者提供安静、舒适、通风良好的休息与用餐环境，避免不良刺激。有研究表明，对一些喜爱音乐的患者，在化疗时播放他们平时喜爱的音乐，能适当减轻化疗时恶心呕吐的症状。播放舒缓的音乐可有效减轻化疗引起的不良反应和焦虑。

2. 选择在恰当的时间进食：在胃肠道症状最轻的时间进食，避免在治疗前后 2 小时内进食。

3. 进食后可根据病情适当运动：休息时取坐位和半卧位，避免饭后立即平躺。若胃肠道症状较严重，无法正常进食，应尽早进行静脉营养补充。

4. 慢性期病情稳定后，可工作和学习，适当锻炼，但不可过度劳累，生活要有规律，保证充足的休息和睡眠。

来看看他们的三餐是怎么吃的，您认为他们吃得对不对

案例

案例1：李先生，男，36岁。慢性白血病，有发热、异常出血、贫血、乏力、淋巴结肿大等症状。

在疾病期间按照以下方式进食。

早餐（07:30）：白粥（200毫升）、红薯（50克）、油条（50克）。

午餐（12:00）：青菜面（200克）。

加餐（13:30）：豆浆（200毫升）。

晚餐（18:30）：米饭（50克）、香煎三文鱼（100克）、木耳山药炒芦笋（200克）。

睡前加餐（20:30）：酸奶（200毫升）。

点评：该患者的饮食搭配上存在蛋白质摄入不足的问题，早餐可以进食鸡蛋50克代替油条，增加蛋白质摄入，控制油炸食品的摄入。午餐太简单，容易导致营养不足，可以加肉类（猪肉、牛肉、羊肉、鸡肉、鸭肉等）50克。

案例

案例2：赵女士，70岁。急性白血病，高热3天伴咽痛、寒战、咳嗽、咳黄痰，体温39℃。

在疾病期间按照以下方式进食。

早餐（07:00）：莲子薏米粥（200毫升）、肉粉蒸蛋（100克）。

加餐（09:00）：苹果（50克）。

午餐（12:00）：米饭（50克）、鲶鱼炖豆腐（200克）、银耳红枣汤（100毫升）。

加餐（14:00）：清鸡汤（100毫升）。

晚餐（18:00）：小米山药粥（200毫升）、肉片炒黄瓜（100克）、乌鸡炖蘑菇汤（100毫升）。

加餐（20:00）：酸奶蔬果汁（100毫升）。

点评：该患者的饮食方案是合理的。在患病期间有发热，机体处于高能耗状态，因此要注意热量和蛋白质的补充，需要进食面食、米饭等热量丰富食物。患者头晕乏力，进食粥、水果汁、鸡蛋羹、牛奶、豆浆、各种汤等流食较为适宜。

恶性肿瘤患者饮食调养

今天，肿瘤与人类的关系非常密切。“癌症”“肿瘤”已成为一个让人感到十分恐惧的名词。恶性肿瘤发病有不断增加的趋势，目前已是人类死亡第二大原因。世界卫生组织认为，癌症是一种生活方式导致的疾病。三分之一的癌症完全可以预防；三分之一的癌症可以通过早期发现得到根治；三分之一的癌症可以运用现有的医疗措施延长生命、减轻痛苦、改善患者的生活质量。我国每年新发癌症病例超过350万，死亡病例超过200万。我国最常见的癌症包括肺癌、乳腺癌、胃癌、肝癌、结直肠癌、食管癌、子宫颈癌、甲状腺癌等。吸烟、肥胖、缺乏运动、不合理的饮食习惯、酗酒、压力、心理紧张等都是导致癌症发生的危险因素。

关于恶性肿瘤您知道多少

1. 什么是恶性肿瘤

恶性肿瘤是一大类疾病的统称，这些疾病的共同特征是体内某些细胞丧失了正常的调控功能，出现异常分化，并向局部组织浸润和向远处转移。恶性肿瘤从组织学上分为上皮细胞癌、非上皮性的肉瘤及白血病。

2. 恶性肿瘤的病因

恶性肿瘤的病因非常复杂，少数恶性肿瘤发生主要和家族遗传因素有关，但大多数恶性肿瘤，主要和环境因素、个人生活方式有关。我国恶性肿瘤的主要危险因素依次为吸烟、乙肝病毒感染、膳食不合理及职业危害。

3. 发病时的症状

（1）局部症状

1）肿块：可以在体表发现或在深部触及新生肿物，也可以看到器官（如肝脏、甲状腺）或淋巴结肿大。恶性肿瘤一般生长较快，表面不平，不易推动。

2）压迫：如颅内肿瘤压迫脑实质引起颅内压增高，可造成头痛、恶心呕吐、视觉障碍。甲状腺肿瘤可压迫喉返神经，出现声音嘶哑。若压迫气管或食管，易引起呼吸或吞咽困难等。

3）阻塞：阻塞症状常发生于空腔脏器，如支气管肿瘤引起呼吸困难，食管肿瘤引起吞咽困难，大小肠肿瘤引起肠梗阻症状，胆管、胰头肿瘤引起黄疸等。

4）疼痛：肿瘤引起的疼痛开始多为隐痛或钝痛，夜间明显，以后逐渐加重，疼痛难忍，昼夜不停，且疼痛部位常伴明显触痛。

5）溃疡：溃疡是肿瘤组织坏死所形成的，呈火山口状或菜花样，不一定疼痛，有时因并发感染而使表面有恶臭的血性分泌物，此时可伴有溃疡部疼痛。

6）出血：肿瘤破裂或侵犯血管可导致出血。若肿瘤在体表，出血可直接发现，若肿瘤在体内，出血可表现为血痰、黏液血便或血性白带等。大量出血可表现为咯血、呕血或便血，且反复不止。

（2）全身症状

1）乏力和消瘦：由于肿瘤生长快，消耗能量多，加之患者进食量下降，消化吸收不良，易造成患者乏力和消瘦。

2）发热：肿瘤组织的代谢产物、坏死组织的分解产物，以及继发的细菌感染，都可以引起癌症患者发热，一般表现为中低度热。

3）贫血：由于肿瘤反复出血、造血障碍或造血物质吸收不良而引起。

4）恶病质（恶液质）：机体严重消瘦、无力、贫血和全身衰竭的状态，它是癌症患者死亡的重要原因。

4. 恶性肿瘤怎样治疗

（1）综合治疗：根据患者的机体状况、肿瘤的病理类型、侵犯范围和发展趋势，合理、有计划地综合应用现有的治疗手段。

（2）治疗手段：手术、放疗、化疗、生物治疗。

5. 饮食治疗对恶性肿瘤患者为什么重要

肿瘤本身是一种消耗性疾病，大部分患者因为长期的能量摄入不足导致慢性营养不良，所以应给予肿瘤患者充足的营养供应。

早在 20 世纪 30 年代就有研究报道指出，20% 以上的肿瘤患者的直接死亡原因是营养不良。已有大量研究表明，恶性肿瘤患者营养不良的发生率高达 40%~80%。营养不良不但会导致抗肿瘤治疗耐受性下降，而且由于营养物质缺乏，导致免疫功能下降，感染发生率增加。

恶性肿瘤患者如何合理饮食

1. 恶性肿瘤患者饮食治疗的基本原则

（1）国际肿瘤协会已推荐了包括多吃新鲜蔬菜及水果，控制高糖类、高脂饮食，控制肥胖，少吃烟熏、火烤的食物等 14 条营养保健措施。针对我国肿瘤高发病的严峻形势，通过饮食与营养调节加强肿瘤的预防及控制十分重要。

（2）烹调方式健康化，以蒸、煮、烩、焖为主，少用煎、炸、烤等方式，减少油脂、盐、酱油、味精等的用量。

（3）肿瘤患者大多存在食欲减退，在治疗期间还会出现恶心呕吐等症状，所以建议肿瘤患者可以适当增加餐次，少量多餐，或者只要感觉饥饿就随时进食，从而增加食物的摄入量。

2. 食物的选择

宜用食物

（1）蛋白质：肿瘤患者由于代谢紊乱，存在糖异生，疾病本身也可导致蛋白质消耗增加，建议肿瘤患者增加蛋白质的摄入。蛋白质的最好来源是鱼、家禽、瘦肉、鸡蛋、低脂奶制品、坚果和豆类制品，尽量少吃加工肉。

（2）脂肪：脂肪为身体提供丰富的能量，1 克脂肪可以产生 9 千卡的热量，建议在适当范围内可以增加脂肪的摄入量。推荐脂肪摄入量一般不超过总热量的 30%，治疗一些特殊疾病时可达到 45%。

（3）碳水化合物：碳水化合物的主要食物来源有糖类、谷物（如大米、小麦、玉米、大麦、燕麦、高粱等）、水果（如甘蔗、甜瓜、西瓜、香蕉、葡萄等）、干果类、干豆类、根茎蔬菜类（如胡萝卜、番薯等）等。

（4）维生素和矿物质：人体需要适量的维生素和矿物质，以确保机体的正常运作。大多数维生素和矿物质存在于天然食品中。推荐每天蔬菜摄入量为 300~500 克，建议食用各种颜色的蔬菜。每天水果摄入量为 200~300 克。

（5）多喝水：建议每天每千克体重摄入 30~40 毫升的水。如果伴有呕吐或腹泻，需额外补充。所有液体（汤、牛奶，甚至冰激凌和明胶）都应被计入一天的水摄入量中。

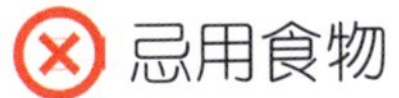

（1）控制高糖类食物：有研究显示，高糖饮食是胆管癌、肝癌、结肠癌的诱发因素。因此建议选择富含纤维的食物，多吃蔬菜，吃适量水果等。

（2）控制脂肪：有研究显示，脂肪酸摄入过多不但会使肿瘤的发病风险升高，还会对肿瘤患者的生存期产生不利的影响。

（3）霉变食物：霉变食物是指被黄曲霉菌污染的食物，如发霉的粮食、花生等，黄曲霉菌是一种很强的致癌物质，常可导致胃癌、肝癌及食管癌的发生。因此霉变食物不能吃。

（4）腌制食品：动物实验研究证实，亚硝酸盐可诱发食管癌和胃癌，它存在于腌制的食品中，如咸菜、咸肉、火腿、酸菜等。

（5）油炸烧烤类食物：苯并芘是一种具有明显致癌作用的物质，反复使用的高温植物油、煮焦的食物、油炸过火的食物都会产生苯并芘。因此，经多次使用的高温植物油炸出来的油条、油饼、炸糕之类的食物都不宜食用。

（6）烟酒：吸烟是肺癌的头号杀手，所以建议肺癌患者戒烟。1 克酒精可以产生 7 千卡能量，过多地摄入酒精可以导致能量摄入超标，从而使肿瘤的发病风险增高。

恶性肿瘤患者化疗期间的饮食注意事项

1. 控制不适症状

控制不适症状应被视为肿瘤患者营养支持的第一线治疗方法，因为疼痛、恶心呕吐、腹泻、焦虑等都将导致患者进食减少、代谢增加以及机体能量消耗。因此，通过使用促进食欲、镇痛、镇吐、抗抑郁等多种药物，一般可以得到很好的治疗和控制。但在控制不适症状的同时，更应重视肿瘤患者的营养支持。

癌症治疗过程中常常出现食欲不振、厌食，甚至恶心呕吐等消化道症状。那么该如何调适呢？

（1）恶心呕吐：化疗患者最常见的不良反应是恶心呕吐。在化疗前、后 2 小时内应避免进食，以减少胃肠道刺激。化疗 2 小时后也应先少量进食清淡易消化的食物，无不良反应后再逐渐加量。恶心呕吐反应严重时使用止吐药物。

（2）腹泻：有的化疗药会引起腹泻，这时建议采用半流食，减少对胃肠道的损伤，同时易于消化吸收。患者需增加含钾类蔬菜、水果的摄入。若出现严重腹泻，需要禁食，并根据医生的要求调整水、电解质平衡。

（3）口腔溃疡：口腔溃疡时患者因疼痛而不愿意进食，故应积极预防和治疗口腔溃疡。应注意保持口腔卫生，每餐后清洁口腔，饮食时应避免过热、过冷、辛辣等刺激性食物，及时补充维生素 B 。根据医嘱于溃疡面涂抹治疗用药。指导患者进食时细嚼慢咽，用溃疡伤口对侧的牙齿咀嚼，避免引起伤口疼痛。

（4）便秘：化疗后应鼓励患者多吃新鲜蔬菜、水果，多喝水，并适当活动，按摩腹部。出现便秘后可采用大黄、苏打或石蜡油口服，开塞露塞肛以及灌肠等措施。

2. 增强食欲小窍门

（1）餐前半小时进行小运动量的锻炼，每次 10~15 分钟，使肌肉松弛，缓解厌食患者一想到吃饭就会发生的精神紧张状态。

（2）不要将食物摆放在面前，除非特别想吃。

（3）少量多餐，可以每天吃 5~6 次，以患者能耐受的、清淡易消化的食物为主。

（4）提高食欲。通过食物的色泽、味道、外形勾起食欲。可在餐前喝 1 小杯酸性饮料开胃。

（5）改善味觉。接受化疗、面部放疗的患者，有时味觉会发生奇特的变化，如有的患者感到肉是苦的，无法下咽。此时可把肉切成小块腌在卤汁中或甜酒中烹调食用。也可以试一试其他富含蛋白质的食物，如用酸奶、冰激凌、花生酱、咸蛋等替代肉类。

（6）每次用餐后漱口。

运动

有研究显示，肿瘤患者在能力范围内进行专业的身体锻炼有很多好处。不但可以保持肌肉力量、耐力和骨强度，减少抑郁、疲劳、恶心和便秘，还可以增加食欲。

建议从小运动量开始，每天锻炼 5~10 分钟即可，根据身体状况逐步达到每周锻炼（如散步）150 分钟。一般来讲，运动的最佳状态为全身微微出汗、不感到疲惫为宜。

11 个癌症危险信号

（1）身体浅表部位出现的异常肿块。

（2）体表黑痣和疣等在短期内色泽加深或迅速增大。

（3）身体出现的异常感觉，如哽咽感、疼痛等。

（4）皮肤或黏膜经久不愈的溃疡。

（5）持续性消化不良和食欲减退。

（6）大便习惯及性状改变或便中带血。

（7）持久性声音嘶哑、干咳、痰中带血。

（8）听力异常，鼻出血，头痛。

（9）阴道异常出血，特别是接触性出血。

（10）无痛性血尿，排尿不畅。

（11）不明原因的发热、乏力，进行性体重减轻。

特别提醒：

出现以上症状应尽早到医院检查。癌症的治疗效果和生存时间与发现的早晚密切相关，发现越早，治疗效果越好，生存时间越长。

来看看他们的三餐是怎么吃的，您认为他们吃得对不对

案例

案例 1：韩某，女，56 岁，卵巢癌，感腹胀，恶心未呕吐，伴阴部酸胀、肛门坠胀感。

在疾病期间按照以下方式进食。

早餐（07:00）：小米粥（200 克）、咸菜（10 克）。

午餐（12:00）：米饭（50 克）、蒜苗炒腊肉（200 克）、青菜（100 克）。

加餐（14:00）：萝卜排骨汤（200 毫升）。

晚餐（18:00）：西红柿鸡蛋面（200 克）。

加餐（19:30）：羊肉串（200 克）。

加餐（22:00）：酸奶（100 克）。

点评：该患者的饮食方案不合理。饮食中的咸菜、腊肉、烧烤都是致癌食物，平时要控制摄入此类食物。

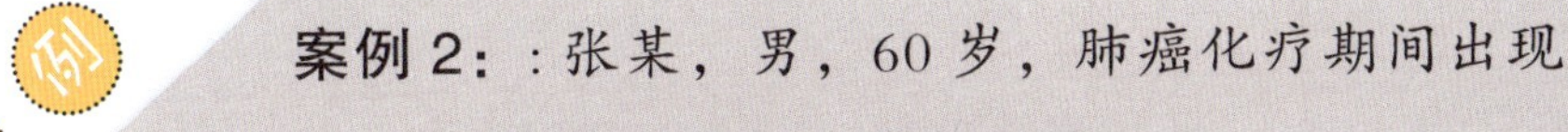

案例 2：：张某，男，60 岁，肺癌化疗期间出现恶心呕吐、腹泻、厌食、吞咽困难……

在疾病期间按照以下方式进食。

早餐（07:30）：小米粥（200 毫升）。

加餐（09:30）：无乳糖奶粉（50 克）。

午餐（11:00）：牛尾番茄土豆汤（200 毫升）。

加餐（13:30）：豆浆（200 毫升）。

晚餐（15:30）：果汁（200 毫升）。

加餐（17:30）：舒化奶（200 毫升）。

加餐（20:30）：五红汤（200 毫升）。

点评：此种饮食方案考虑周全，安排合理。此患者有腹泻，选择的都是清淡不油腻的食物，该患者有吞咽困难、厌食，选择了易消化的食物，采用少量多餐的方法，并用半流质或流质饮食，相当适宜。在三餐之间加有豆浆、清鸡汤等富含蛋白的食物保证患者的营养供应。此外，牛尾番茄土豆汤，五红汤尤为适合化疗期间食用。

鼻饲患者饮食调养

对于不能经口进食的患者，如昏迷患者、口腔术后患者、早产儿、病情危重者、拒绝进食者等，常通过鼻饲管给患者供给生命所需的营养、水和药物，为机体提供能量，维持机体正常代谢、电解质平衡等，有利于患者康复。

关于鼻饲饮食您知道多少

1. 什么是鼻饲饮食

鼻饲饮食是经鼻－胃、鼻－十二指肠、鼻－空肠置管，输注肠内营养制剂的营养支持方法。

鼻饲营养给予方式可分为一次性推注、间歇性重力滴注、连续性经泵输入，如下表。

方式	方法
一次性推注	将配置的营养液置于≥ 50 毫升注射器中，缓慢（推注速度≤每分钟 30 毫升）推注鼻饲管，每次 250~400 毫升，每天 4~6 次
间歇性重力滴注	将营养液置入容器中，在重力作用下缓慢滴入。每次 250~400 毫升，每天 4~6 次，滴速一般每分钟 30 毫升
连续性经泵输入	将营养液置于容器中，经营养输注泵连接泵管持续输入，一般每天 16~24 小时

2. 哪些人群需要鼻饲饮食

需要行肠内营养支持但无法经口进食或经口摄食不足、经口进食困难的人群需要鼻饲饮食。

3. 鼻饲饮食护理不当会有什么后果

（1）胃肠道并发症，如恶心、呕吐、腹痛、腹泻和便秘等。

（2）机械性并发症，如导管堵塞，鼻、咽、食管等炎症、糜烂、溃疡、坏死，鼻饲管错位或移位。

（3）代谢性并发症，包括低血糖、高血糖、电解质紊乱等。

怎样正确给予鼻饲饮食

1. 此类患者饮食治疗的基本原则

参照具体病种的饮食原则。

2. 食物的选择

✓ 宜用食物

参照具体病种的宜用食物。

✗ 忌用食物

参照具体病种的忌用食物。

3. 吃什么？怎么吃

（1）吃什么？您有 A 和 B 选项。

A. 家庭匀浆膳：匀浆膳是将正常人的饮食用搅碎机搅成糊状，所含营养素与正常饮食相似，因其已被粉碎，容易消化吸收。

匀浆膳的特点：①能量充足、各种营养素齐全；②对胃肠刺激小；③可避免长期以牛奶、鸡蛋为主的饮食中动物脂肪和胆固醇偏高；④含有较多粗纤维，可预防便秘；⑤既可经口喂食，也可经鼻饲管灌喂；⑥可长期使用，保证患者的营养供给。

配制方法：鸡肉、瘦肉、鱼虾、蔬果等，洗干净后去骨、去刺、去皮，切成小块煮熟；馒头去皮，鸡蛋煮熟去壳分成块。将每餐所需食物全部混合后，加适量水一起捣碎搅匀，待全部搅成无颗粒糊状，可根据各疾病饮食原则加入适量调味剂。食谱配制应结合病情，根据不同症状及并发症，给予不同配方。

注意事项：①鼻饲前可将匀浆膳用纱布过滤，以防鼻饲管堵塞。②严格注意操作卫生，防止细菌感染。③各种奶配制后，不得直接在火上加热，以防凝结成块，冰箱保存的食品，用时再加热。配制食物的原料应新鲜，配制好的食物 24 小时内未用完应丢弃。

B. 成品营养制剂的选择

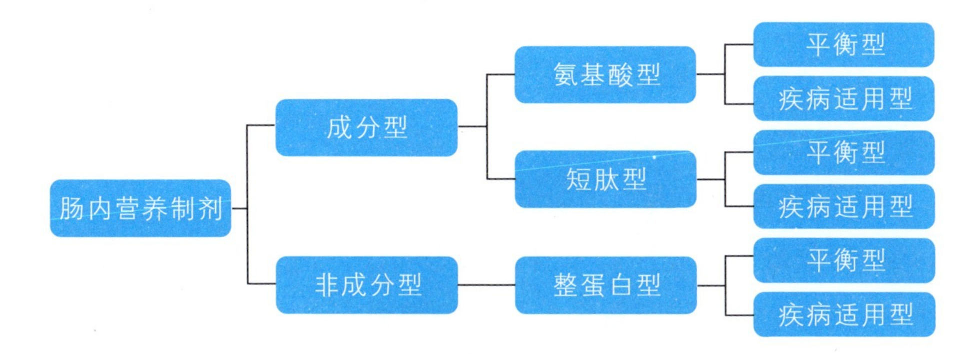

胃肠功能良好，应选择整蛋白型营养制剂。

存在胃肠功能障碍，应选择氨基酸型或短肽型营养制剂。

存在胃肠道动力障碍，应选择含膳食纤维的配方。

存在糖尿病或应激性高血糖，应选择糖尿病专用配方。

因为病情需要限制水的摄入量，应选择能量高密度型营养制剂。

（2）鼻饲流程：确定鼻饲管位置（刻度）→轻轻回抽消化液→用温水 20~30 毫升冲管→根据条件及要求注入匀浆膳或营养液→鼻饲结束后再用 20~30 毫升温水冲管→温水清洗鼻饲管末端→关闭管末端。

※ 若持续输注，则每 2~4 小时用 20~30 毫升温水冲管，避免管子堵塞。

（3）注意事项

1）角度：喂养前应将床头抬高 30°~45°，喂养后保持半卧位 30~60 分钟后再恢复平卧位，以免吸气时将食物吸入肺部，造成窒息。

2）温度：接近体温。太冷刺激肠道易引起腹泻；太热易引起营养液凝结成块，导致管路堵塞。

3）速度：根据患者耐受情况由慢到快调节。

4）清洁度：喂养前洗手，保持喂养器具清洁卫生。

5）浓度：营养液浓度逐渐增加，由稀到稠过渡。

6）舒适度：需要根据个体实际情况选择合适的鼻饲管（材质、管径等）及营养液剂型。

7）确认胃管在胃内才可进行鼻饲、注食。

8）每次鼻饲前回抽消化液时，观察有无消化道出血或胃潴留，如血性、咖啡色或残留胃液大于 150 毫升，此时应停止，待症状好转后再进行。每次抽吸营养液时应将胃管反折，可避免空气进入胃内造成腹胀。

9）主动与被动活动，促进肠蠕动有利于消化吸收。

10）注意保持口腔清洁。

来看看他们是怎么吃的？您认为他们吃得对不对

案例

案例 1：王女士，55 岁，因脑梗死导致吞咽困难留置了鼻胃管，病情稳定后携带鼻胃管回家休养，家属每日早餐给予 250 毫升纯牛奶鼻饲，中午米粥加蛋打成糊喂 300 毫升，晚餐米粥加蛋打成糊喂 300 毫升。

点评：这种饮食方案太单一。虽然减少了堵管的概率，但是脂肪及膳食纤维含量较少。脑梗死患者大多胃肠功能正常，可按正常食谱准备膳食，只需将食物制作成细糊状，用纱布过滤以防细渣堵管。按分次推注法进行鼻饲，餐间可视情况用果汁等加餐。

案例

案例 2：李先生，42 岁，由于错误的减肥方法导致了厌食症，出现了营养不良和消瘦。来医院寻求治疗，留置鼻胃管喂养后营养状况稍好转，遂转家庭营养治疗。家属回家后给护士发来了一日食谱。

6：00　面糊 / 米汤 / 菜末 250 毫升。

8：30　菜粥 100 毫升，鸡蛋羹（半个鸡蛋），盐 1 克。

11：00　苹果半个。

13：30　面条 70 克，鸡肺肉 25 克，小白菜 200 克，植物油 5 克，盐 1 克。

15：00　豆浆 200 毫升，面包 15 克，糖 10 克。

17: 30　小米饭 150 克，瘦肉 50 克，菜 100 克，植物油 10 克，盐 1 克。

20：00　面条 50 克，鱼肉 40 克，西红柿去皮 100 克。

22：00　酸奶 100 毫升。

点评：这种饮食方案是合理的。热量大概 1800 千卡。患者适应后每日膳食总热量可以逐渐增加至 2000 千卡以上，达到改善营养不良的目的，少量多餐。